Reeta Lamichhane

Factores associados à mortalidade infantil no Nepal

Reeta Lamichhane

Factores associados à mortalidade infantil no Nepal

ScienciaScripts

Imprint

Any brand names and product names mentioned in this book are subject to trademark, brand or patent protection and are trademarks or registered trademarks of their respective holders. The use of brand names, product names, common names, trade names, product descriptions etc. even without a particular marking in this work is in no way to be construed to mean that such names may be regarded as unrestricted in respect of trademark and brand protection legislation and could thus be used by anyone.

Cover image: www.ingimage.com

This book is a translation from the original published under ISBN 978-3-659-93837-5.

Publisher:
Sciencia Scripts
is a trademark of
Dodo Books Indian Ocean Ltd. and OmniScriptum S.R.L publishing group

120 High Road, East Finchley, London, N2 9ED, United Kingdom
Str. Armeneasca 28/1, office 1, Chisinau MD-2012, Republic of Moldova, Europe
Printed at: see last page
ISBN: 978-620-7-93628-1

Copyright © Reeta Lamichhane
Copyright © 2024 Dodo Books Indian Ocean Ltd. and OmniScriptum S.R.L publishing group

Reconhecimento

Gostaria de expressar a minha sincera gratidão à minha orientadora, Dra. Yun Zhao, pelo seu apoio, motivação e supervisão excepcionais durante o período da minha dissertação. Os seus imensos conhecimentos e o seu encorajamento contínuo ajudaram-me a concluir um estudo tão extenso num período limitado. Não teria sido possível sem o seu apoio. Houve várias fases do estudo que exigiram contributos valiosos e feedback rápido, e ela esteve sempre pronta a fazer os seus comentários e sugestões, apesar da sua agenda preenchida. Durante este período de um ano de dissertação a trabalhar com a Dra. Zhao, adquiri conhecimentos profundos e experiência com as diferentes técnicas teóricas e práticas de análise estatística.

Os meus sinceros agradecimentos vão também para a Measure DHS, a agência de investigação do Demographic and Health Survey, por me ter permitido utilizar os conjuntos de dados para a minha dissertação. O estudo teria sido impossível na Curtin University sem o apoio do Governo australiano e da equipa dos Australia Awards, que me deram a oportunidade de vir para a Austrália e estudar aqui. Expresso o meu profundo sentimento de gratidão ao Governo australiano e à equipa dos Australia Awards.

Expresso também o meu profundo sentimento de gratidão por todo o apoio do nosso corpo docente e do coordenador do curso, Dr. Helman Alfanso, durante todo o período da minha dissertação. Gostaria também de estender o meu sincero respeito a todos os membros do corpo docente da School of Public Health, Curtin University, que me apoiaram durante o meu estudo.

Este estudo teria sido impossível sem o encorajamento e o apoio da minha família e dos meus amigos. Agradeço ao meu querido marido, Sr. Chhavi Raman Chaulagain, e à minha filha, Rijwana Chaulagain, que me acompanharam nesta viagem e apoiaram o meu estudo. Não poderia esquecer o seu sacrifício e motivação durante os altos e baixos do meu estudo. Gostaria também de agradecer ao Sr. Vishnu Khanal pelas suas valiosas sugestões e apoio. O meu agradecimento especial vai também para Susan Paudel por me ter apoiado sempre que precisei.

Estou também muito grato a todos os meus amigos e famílias australianas, que tornaram a minha estadia na Austrália inesquecível, alegre e harmoniosa; e aparentemente uma grande experiência de aprendizagem. Estou igualmente grata ao povo do meu país, o Nepal, que direta e indiretamente me encorajou a continuar a estudar e a regressar ao meu país.

Resumo

Introdução

A mortalidade infantil continua a ser um dos problemas prioritários de saúde pública nos países em desenvolvimento como o Nepal. Apesar das realizações noutros sectores da saúde pública, a taxa de mortalidade infantil (TMI) diminuiu apenas minimamente de 48 mortes por 1000 nados-vivos em 2006 para 46 mortes por 1000 nados-vivos em 2011, deixando uma proporção resultante que ainda é excecionalmente elevada em comparação com outros países asiáticos. É imperativo identificar e comparar os factores contributivos que são significativamente responsáveis pelas mortes infantis, a fim de fornecer recomendações baseadas em provas para melhorar a promoção e o planeamento da saúde infantil no país. No entanto, as análises exaustivas que utilizam dados representativos a nível nacional para identificar e comparar os principais factores associados à mortalidade infantil são limitadas no Nepal e, por conseguinte, este estudo visou colmatar esta lacuna.

Método

Este estudo identificou e comparou os principais factores associados à mortalidade infantil utilizando dois dados de inquéritos representativos a nível nacional, nomeadamente os Inquéritos Demográficos e de Saúde do Nepal (NDHS) de 2006 e 2011. As informações sobre a sobrevivência dos nados-vivos únicos nascidos cinco anos antes dos dois inquéritos foram extraídas do conjunto de dados "parto". Foi realizada uma análise de regressão logística múltipla utilizando uma abordagem de modelação hierárquica com o método de eliminação retroactiva para identificar os principais factores comunitários, socioeconómicos e de proximidade associados à mortalidade infantil. A análise de amostras complexas foi utilizada para ajustar a probabilidade de seleção desigual devido ao procedimento de amostragem por grupos estratificados em vários estádios utilizado em ambos os inquéritos. O IBM SPSS Statistics for Windows, Versão 22.0 (IBM Corp. Lançado em 2013. Armonk, NY: IBM Corp USA) foi utilizado para análise estatística e gestão de dados.

Resultados

A TMI foi de 48 e 46 óbitos por 1.000 nascidos vivos para o ano de 2006 e 2011, respetivamente. Este estudo encontrou alguns factores de previsão importantes que estão significativamente associados à mortalidade infantil. Com base no NDHS 2006, verificou-se que a região ecológica, o intervalo entre partos subsequentes, o estado de amamentação e a assistência ao parto eram factores de previsão significativos da mortalidade infantil, após o controlo de todos os outros potenciais factores de confusão/variáveis incluídos. Os bebés nascidos em regiões montanhosas tinham 57% menos probabilidades (rácio de probabilidades ajustado (AOR) = 0,43, 95% CI: 0,22-0,83, p=0,013) de morrer em comparação com os nascidos nas montanhas. Os bebés nascidos com um intervalo entre nascimentos inferior a 24 meses tiveram probabilidades significativamente mais elevadas de morrer (AOR = 6,66, IC 95%: 3,74-11,86, p=0,001) em comparação com os seus homólogos. Os bebés que nunca foram amamentados tiveram uma maior probabilidade de morrer em comparação com os que foram amamentados (AOR=1,62, IC 95%: 1,01-2,58, p=0,044). Este estudo também concluiu que as probabilidades de morte dos bebés que tiveram assistência profissional durante o parto foram significativamente reduzidas em 63% (AOR=0,37, 95% CI: 0,14-0,95, p=0,039) em comparação com os que nasceram sem assistência ao parto.

Com base no NDHS 2011, o intervalo de nascimento (anterior e posterior) e o tamanho do bebé à nascença foram identificados como sendo altamente significativos para a mortalidade infantil. Os bebés que nasceram com um intervalo de nascimento anterior (AOR=1,94, 95% CI: 1,04-3,64, p=0,022) e posterior (AOR=3,22, 95% CI: 1,51-6,87, p=0,002) inferior a 24 meses tiveram maiores probabilidades de morrer em comparação com os que nasceram com mais de dois anos de intervalo de nascimento anterior ou posterior (>24 meses). Da mesma forma, os bebés que nasceram com um tamanho muito grande ou maior do que a média tiveram probabilidades significativamente mais baixas (AOR=0,17, IC95%: 0,05-0,62, p=0,008) de morrer quando comparados com os que nasceram muito pequenos ou mais pequenos do que a média.

Conclusão

Este estudo identificou a região ecológica, o intervalo entre partos, o tipo de assistente de parto, o tamanho do bebé ao nascer e o estado de aleitamento materno como factores preditores significativos da mortalidade infantil. Entre estas variáveis, o intervalo entre partos sucessivos foi o único fator que se revelou significativo em ambos os períodos de estudo. O intervalo entre partos é altamente influenciado pelo planeamento familiar e pela utilização de contraceptivos. Por conseguinte, é necessário aumentar a sensibilização para a utilização de contraceptivos e promover programas de planeamento familiar entre a população-alvo para aumentar o espaçamento entre partos. É necessário aumentar o aconselhamento e os cuidados pré-natais de rotina para evitar o nascimento de bebés pequenos ou de tamanho inferior. As conclusões deste estudo também realçam a necessidade de

esforços contínuos para promover o parto assistido por profissionais, juntamente com a prestação de serviços de saúde adequados, em particular nas regiões de montanha, do centro-oeste e do extremo oeste. Além disso, a colaboração intersectorial entre as partes interessadas é essencial para melhorar as áreas relacionadas com a saúde e não relacionadas com a saúde das comunidades carenciadas, como estratégia para reduzir a mortalidade infantil.
Palavras-chave: Mortalidade infantil, região, intervalo entre nascimentos, tamanho do nascimento, aleitamento materno, Nepal

Abreviaturas

AIDS: Acquired Immunodeficiency Virus

ANC: Antenatal Care

AOR: Adjusted Odds Ratio

BMI: Body Mass Index

CBS: Gross Domestic Product

CI: Confidence Interval

COR: Crude Odds Ratio

CSPRo: Census and Survey Processing

DHS: Demographic and Health Survey

DoHS: Department of Health Services

EBF: Exclusive Breastfeeding

FCHV: Female Community Health Volunteer

GDP: Gross Domestic Product

GoN: Government of Nepal

HDI: Human Development Index

HIV: Human Immunodeficiency Virus

HP: Health Post

HQ: Household Questionnaire

IFSS: Internet File Streaming System

IMR: Infant Mortality Rate

LBW: Low Birth Weight

MCHW: Maternal and Child Health Worker

MDG: Millennium development Goal

MLR: Multiple Logistic Regression

MMR: Maternal Mortality Rate

MOHP: Ministry of Health and Population

MQ: Men's Questionnaire

NDHS: Nepal Demographic and Health Survey

NMR: Neonatal Mortality Rate

OR: Odds Ratio

PHCC: Primary Health Care Centre

PNC: Postnatal Care

PQLI: Physical Quality of Life Index

RR: Relative risk

SBA: Skilled Birth Attendant

SES: Socioeconomic Status

SHP: Sub Health Post

SIDS: Sudden Infant Death Syndrome

STI: Sexually Transmitted Infection

TBA: Traditional Birth Attendants

U5MR: Under Five Mortality Rate

UNICEF: United Nation International Children Fund

USA: United States of America

USAID: United States Agency for International Development

VDC: Village Development Committee

VHW: Village Health Worker

WHO: World Health Organization

WQ: Women's Questionnaire

ÍNDICE DE CONTEÚDOS:

CAPÍTULO 1

INTRODUÇÃO

1.1 Panorâmica do Nepal

A República Federal Democrática do Nepal está classificada como um país em desenvolvimento com baixos rendimentos. É um país sem litoral situado no coração dos Himalaias, entre a Índia (Sul, Este e Oeste) e a China (Norte). O país tem 1,47,181 quilómetros quadrados e mede 885 milhas de leste a oeste e 193 milhas de largura de norte a sul. Embora pequeno, o Nepal é popularmente conhecido pela sua beleza natural diversificada e pelas suas atracções multiculturais.

A geografia do Nepal pode ser comparada a uma forma retangular com três zonas ecológicas principais a leste e a oeste: Montanha, Colina e Terai (ou planície) [Figura 1.0]. A altitude do país varia entre 100 metros, no Terai, e 8 848 metros, nos Himalaias (Montanha) Karki e Gurung (2012). A região montanhosa varia entre 4 876 metros e 8 848 metros acima do nível do mar e cobre 35% da superfície terrestre total, enquanto as zonas montanhosas cobrem 42%, com altitudes que variam entre 610 metros e 4 876 metros, e o rai cobre 23% do país (Comissão Nacional de Planeamento, 2010).

A maioria da população vive nas regiões montanhosas e do Terai devido às dificuldades de transporte e à insuficiência de terras agrícolas na montanha. No Nepal, cerca de 85% da população reside em zonas rurais (Karki & Gurung, 2012). De acordo com a densidade populacional, 6,7% residem nas regiões montanhosas, 43,1% nas regiões montanhosas e 50,2% nas regiões do Terai do Nepal (Ministério da Saúde e da População (MOHP) [Nepal], 2012). De dez em dez anos, o Nepal efectua um recenseamento da população. O último recenseamento da população foi efectuado em 2011. Com base no relatório do recenseamento da população de 2011, a população total do Nepal era de 26 620 809 habitantes. A população feminina (13 693 378, 51,4%) do Nepal é ligeiramente superior à masculina (12 927 431, 48,6%) (Ministério da Saúde e da População (MOHP) [Nepal], 2012). Em comparação com o censo populacional de 2001, a taxa de crescimento populacional diminuiu de 2,25% para 1,35% em 2011 (Comissão Nacional de Planeamento, 2010). Contudo, o crescimento demográfico não é uniforme em todas as zonas ecológicas do país. A taxa de crescimento populacional para o período de dez anos (2001-2011) nas regiões de Mountain, Hill e Terai foi de 0,62%, 1,13% e 1,75%, respetivamente.

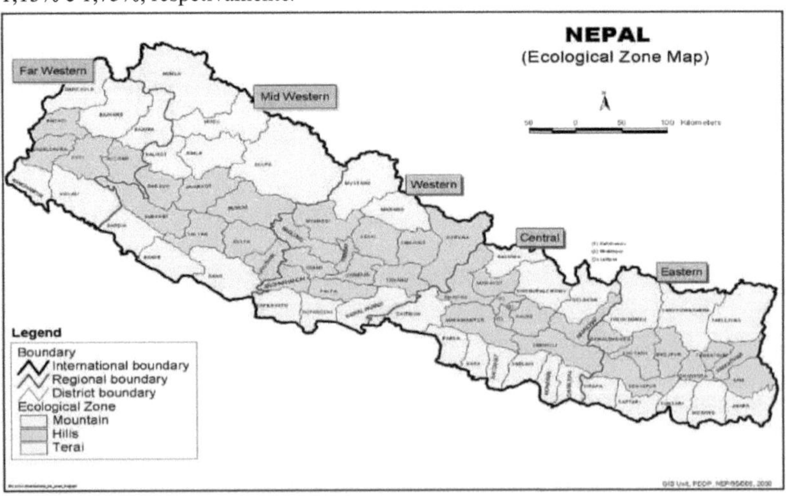

Figura 1.0 Região Ecológica e de Desenvolvimento do Nepal (Fonte: Adaptado de

http://www.un.org.np/node/10018)

O Nepal tem cinco regiões de desenvolvimento, catorze zonas e setenta e cinco distritos (Central Bureau of Statistics, 2014). As cinco regiões de desenvolvimento foram estabelecidas como zonas administrativas e incluem as regiões de desenvolvimento do Extremo-Oeste, do Oeste, do Centro-Oeste, do Centro e do Leste (Figura 1.1).

De acordo com o censo populacional de 2011, a densidade populacional variava em todas as regiões de desenvolvimento e não estava distribuída uniformemente: Região do Extremo-Oeste (9,6%), Ocidental (18,6%), Centro-Oeste (13,5%), Central (36,5%) e Oriental (21,9%) (Ministry of Health and Population (MOHP) [Nepal], 2012).

A população dependente (< 14 anos) representava 34,9% da população total (Central Bureau of Statistics, 2014).

A região de desenvolvimento inclui a população das três regiões ecológicas: Montanha, Colina e Terai, enquanto os distritos são subdivididos em unidades administrativas mais pequenas, denominadas municípios (58) e Comité de Desenvolvimento da Aldeia (CDV: 3915) (Ministério da Saúde e da População (MOHP) [Nepal], 2013).

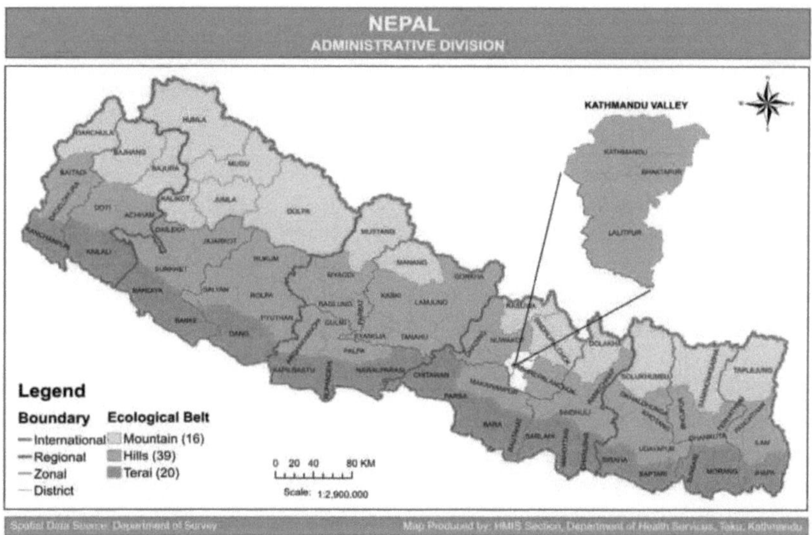

Figura 1.1 Divisão administrativa do Nepal
Fonte: Adaptado de (Ministério da Saúde e da População (MOHP) [Nepal], 2013)

No Nepal, existem 103 grupos étnicos ou castas, cada um com a sua língua e cultura únicas. O sistema de castas é uma das características excepcionais do Nepal, seguido pela tradição hindu, porque é totalmente diferente de outras partes do mundo. Mais de 83% da população nepalesa pertence à religião hindu, enquanto as pessoas de outras religiões, como o budismo (9%), o islamismo (4,38%), o Kirat (3,1%) e a religião cristã (1,4%), também vivem em harmonia (Central Bureau of Statistics, 2014).

Para além da língua nepalesa, que é a principal língua oficial, estima-se que existam 123 línguas faladas em todo o país. Cerca de 44,6% da população fala a língua nepalesa (Central Bureau of

Statistics, 2014). De acordo com o Censo Nacional de 2011, os brâmanes e os chetri eram os principais grupos de castas no Nepal, constituindo 28,8% da população total, ao passo que outros grupos de castas, como os magar, os tharu, os tamang, os newar e os kami, representavam 7,1%, 6,6%, 5,8%, 5,0% e 4,8% da população, respetivamente (Ministério da Saúde e da População (MOHP) [Nepal], 2012).

A casta e a etnia estão altamente correlacionadas com a estratificação social, como a educação, a profissão e o casamento, entre a população do Nepal. Por exemplo, os brâmanes são considerados altamente qualificados e ocupam cargos administrativos, os newar são considerados homens de negócios, os tharu são considerados agricultores, enquanto os tamang e os magar ocupam predominantemente cargos militares ou outros trabalhos perigosos de mão de obra intensiva (Pradhan, 2011).

Independentemente da casta, da etnia e da profissão, a discriminação no seio da sociedade nepalesa e entre as pessoas é profunda. No entanto, a Constituição pôs termo à discriminação baseada na casta.

O estatuto educativo da comunidade nepalesa está a melhorar todos os anos. Um dos principais objectivos dos Objectivos de Desenvolvimento do Milénio (ODM) consistia em garantir o acesso universal ao ensino primário.

A taxa de alfabetização no Nepal era de 65,9% em 2012, com uma proporção maior documentada para os homens, com 75,1%, e 57,4% para as mulheres (Central Bureau of Statistics, 2014). Do mesmo modo, 17% das mulheres e 20% dos homens concluíram o ensino primário (Ministério da Saúde e da População (MOHP) [Nepal], 2012).

1.2 Perfil de saúde do Nepal

Na última década, o Nepal alcançou um êxito incrível no sector da saúde pública. Apesar da instabilidade política e dos conflitos de longa duração no Nepal, registou-se uma melhoria significativa dos principais indicadores de saúde. A esperança de vida à nascença aumentou seis anos durante o período de 2000 a 2012, em comparação com o aumento médio nas regiões da Organização Mundial de Saúde (OMS), que foi de apenas cinco anos no mesmo período (Organização Mundial de Saúde, 2014a).

De acordo com a OMS (2014), a esperança de vida à nascença no Nepal era de 68 anos no ano de 2012. Este valor foi considerado um aumento notável quando comparado com a esperança de vida mais baixa à nascença em países vizinhos como a Índia (65 anos), o Paquistão (66 anos) e o Afeganistão (60 anos), dentro dos países asiáticos.

No entanto, é considerada relativamente baixa quando comparada com outros países asiáticos com maior esperança de vida à nascença, como as Maldivas, o Sri Lanca, a Malásia e a Tailândia, com 77, 75, 74 e 74 anos, respetivamente (Organização Mundial de Saúde, 2014b). As tendências globais do período de 1990 e 2010 revelam que o Nepal registou o maior aumento da esperança de vida, com um índice de 25%, enquanto a Zâmbia registou o menor índice, de -52% (Zhang & Cai, 2014).

O crescimento do PIB no Nepal aumentou de um valor inicial de 4,6% em 2011/2012 para 5,1% em 2013 e para um valor ainda mais elevado de 5,48% em 2014 (Central Bureau of Statistics, 2014). Do mesmo modo, o PIB per capita registou um aumento de 400 dólares, passando de um valor inicial de 1100 dólares em 2011 para 1500 dólares por ano em 2013 (Banco Mundial, 2014). Apesar destes êxitos, 25% da população total continua a viver abaixo do limiar de pobreza, de acordo com o Inquérito Demográfico e de Saúde do Nepal (NDHS) de 2011 (Ministério da Saúde e da População (MOHP) [Nepal], 2012). A despesa total com os cuidados de saúde é superior a 5,5% do PIB total do Nepal e, simultaneamente, o Governo do Nepal (GdN) gasta 12 USD por pessoa e por ano em serviços de saúde (Ministério da Saúde e da População (MOHP) [Nepal], 2012; Organização Mundial de Saúde, 2014b).

No entanto, cerca de 70% das despesas de saúde no Nepal são efectuadas do próprio bolso (Departamento de Serviços de Saúde, 2011-2012).

A taxa de mortalidade materna (TMM) diminuiu consideravelmente entre 1996 e 2006, passando de 539 para 281 mortes por 1.00.000 nados-vivos no Nepal, quase atingindo a meta do Objetivo de Desenvolvimento do Milénio (ODM) (Shrestha, Bell, Marais, & Bhutta, 2014). O Programa Nacional de Maternidade Segura e os Serviços de Parto Gratuitos trouxeram melhorias significativas na saúde materna em todo o país (Bhadari & Dangal, 2014). A taxa de fecundidade também diminuiu de 4,6% em 1996 para 2,4% em 2011, mas a taxa de prevalência de contraceptivos manteve-se relativamente constante desde 2006, variando de 44% para 45,3% em 2011 (Ministério da Saúde e da População (MOHP) [Nepal], 2012).

Embora se tenham registado progressos noutras áreas da saúde no Nepal, a taxa de melhoria no sector da saúde infantil, em especial a redução da taxa de mortalidade infantil (TMI), é comparativamente lenta.

De acordo com o NDHS 2011, a TMI foi de 46 mortes por 1000 nados-vivos e a taxa de mortalidade de menores de cinco anos (U5MR) foi de 54 mortes por 1000 nados-vivos (Ministério da Saúde e da População (MOHP) [Nepal], 2012). A desnutrição materna e infantil continua a ser um fator de risco persistente para a morbilidade e a mortalidade infantis no Nepal (Kozuki et al., 2014).

Em 2011, 41% das crianças com menos de cinco anos de idade eram raquíticas e 29% tinham peso a menos (Ministério da Saúde e da População (MOHP) [Nepal], 2012). Além disso, 18% das mulheres em idade fértil estavam subnutridas e 35% eram anémicas (Ministério da Saúde e da População (MOHP) [Nepal], 2012).

1.3 Sistema de saúde do Nepal

O Ministério da Saúde e da População (MOHP) tem três departamentos, incluindo o Departamento de Serviços de Saúde (DoHS), o Departamento de Administração de Medicamentos e o Departamento de Ayurveda. O DoHS é o principal responsável pela prestação de serviços de saúde preventivos, promocionais, de diagnóstico e curativos em todo o país (Ministério da Saúde e da População (MOHP) [Nepal], 2013). A estrutura organizacional do MOHP, apresentada na figura 1.2, descreve os diferentes sistemas de prestação de cuidados de saúde e a sua rede no Nepal.

No âmbito das sete divisões do DoHS, existem 4.396 instituições de saúde que estão sob a alçada do MOHP, incluindo atualmente 94 hospitais, 207 Centros de Cuidados de Saúde Primários (PHCC), 1.689 Postos de Saúde (HP) e 22.127 Sub-Postos de Saúde (SHP) e 293 centros de saúde ayurvédicos (Ministério da Saúde e da População (MOHP) [Nepal], 2013).

Diferentes níveis e hierarquias de prestadores de cuidados de saúde, incluindo médicos, enfermeiros, paramédicos, trabalhadores de saúde das aldeias (VHWs), trabalhadores de saúde materno-infantil (MCHWs) e voluntários de saúde comunitários femininos (FCHVs) estão atualmente a trabalhar no âmbito do DoHS para prestar serviços de saúde abrangentes e essenciais à comunidade.

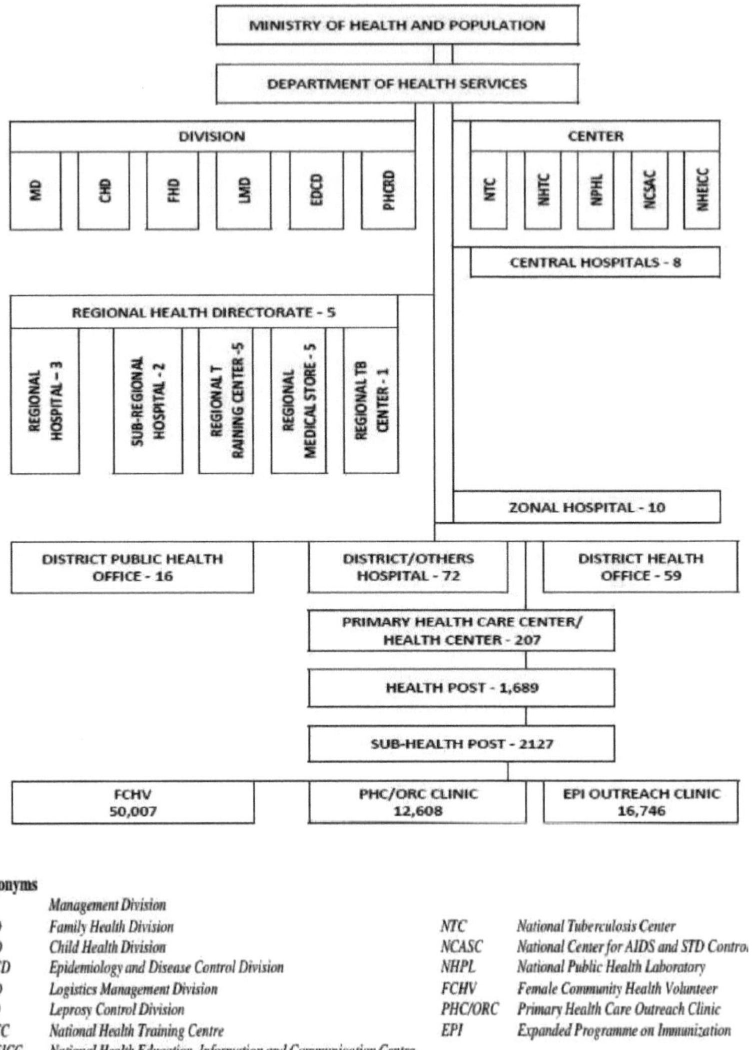

Figura 1.2 Organograma do Ministério da Saúde e da População
Fonte: Adaptado de (Ministério da Saúde e da População (MOHP) [Nepal], 2013)

1.4 Panorama do estudo

A primeira infância é um período vital que determina o seu futuro estado de saúde. Por conseguinte, a mortalidade infantil é um indicador sensível e importante que pode ser utilizado para determinar o índice de qualidade de vida física (PQLI) e o bem-estar de um país (Storeygard, Balk, Levy, & Deane, 2008). De acordo com o NDHS 2011, a TMI no Nepal era de 46 mortes por 1000 nados-vivos, contra 48 mortes por 1000 nados-vivos em 2006 (Adhikari & Sawangdee, 2011). Em comparação com os progressos realizados noutros sectores da saúde, os progressos na melhoria da saúde infantil com vista à redução da mortalidade infantil são relativamente mais lentos. No Nepal, a TMI é comparativamente mais elevada do que noutros países asiáticos, como a Índia (TMI de 42 por 1000 nados-vivos), o Bangladeche (TMI de 41 por 1000 nados-vivos) e o Sri Lanka (TMI de 9 por 1000 nados-vivos) (Relatório MENA, 2013; Moniruzzaman Uzzal, 2014; Wang et al., 2013). A instabilidade política a longo prazo, o baixo nível económico e a extrema diversidade ecológica do país são considerados os principais obstáculos à redução da TMI (Ministério da Saúde e da População (MOHP) [Nepal], 2012). Entre os diferentes factores subjacentes relacionados com a mortalidade infantil no Nepal, o baixo peso à nascença (BPN), a asfixia ao nascer e as infecções são causas directas da mortalidade infantil (Malla, Giri, Karki, & Chaudhary, 2011). Também a idade da mãe no casamento, a educação dos pais e o nível de literacia, o local de residência, o índice de riqueza, os cuidados pré-natais e a utilização dos cuidados de saúde são alguns factores importantes que têm um impacto significativo na mortalidade infantil (Adhikari & Podhisita, 2010; Jhabindra Prasad Pandey, 2013). Existem disparidades nas taxas de mortalidade infantil no país; na montanha, a TMI foi de 73 mortes por 1000 nados-vivos, enquanto na região de Terai foi de 53 por 1000 nados-vivos em 2012 (Sreeramareddy, Kumar, & Sathian, 2013). As diferenças também podem ser medidas de acordo com as regiões de desenvolvimento e as zonas ecológicas. Nas regiões em desenvolvimento, a região do Extremo-Oeste registou a taxa mais elevada de mortalidade infantil (65 mortes por 1000 nados-vivos), enquanto a mais baixa foi observada na região Oriental (47 mortes por 1000 nados-vivos) (Ministério da Saúde e da População (MOHP) [Nepal], 2012). Há muitos factores que contribuem para a mortalidade infantil que podem ser prevenidos ou geridos. Embora estudos anteriores tenham explorado os determinantes e os factores de risco da mortalidade infantil no Nepal, tanto quanto é do nosso conhecimento, não há nenhum que tenha comparado os factores associados à mortalidade infantil utilizando o NDHS 2006 e 2011, utilizando dados de inquéritos nacionais. Este estudo descobre e compara estes factores associados à mortalidade infantil no Nepal com base em dois grandes inquéritos nacionais de saúde (NDHS) concluídos em 2006 e 2011.

1.5 Fundamentação do estudo

No Nepal, a TMI manteve-se quase constante durante o período de 5 anos (2006 a 2011), com uma pequena redução de 2 mortes por 1000 nados-vivos (Sreeramareddy et al., 2013). É imperativo reduzir ainda mais a mortalidade infantil para melhorar o estado de saúde e a sobrevivência das crianças. Nos últimos anos, vários factores têm sido apontados como principais contribuintes para a mortalidade infantil, mas, tanto quanto é do nosso conhecimento, não foram realizados estudos para examinar e comparar as disparidades e semelhanças entre os determinantes da mortalidade infantil no período de cinco anos compreendido entre 2006 e 2011. Por conseguinte, este estudo visou colmatar esta lacuna e utilizou dados do NDHS 2006 e 2011 simultaneamente para explorar e fornecer uma análise comparativa detalhada dos factores significativos associados à mortalidade infantil. Os resultados deste estudo podem ser essenciais e benéficos para o planeamento e a implementação de programas relacionados com a saúde infantil e podem também ajudar a informar as políticas relativas à saúde materna e infantil no Nepal.

1.6 Objetivo do estudo

Os principais objectivos deste estudo são identificar e comparar os factores associados à mortalidade infantil no Nepal, utilizando dados do NDHS realizado em 2006 e 2011.

1.6.1 Objectivos específicos

- Identificar a prevalência e as alterações na mortalidade infantil do Nepal em 2006 e 2011.

- Identificar os factores associados à mortalidade infantil no Nepal em 2006 e 2011.
- Comparar os factores associados à mortalidade infantil no Nepal entre 2006 e 2011.

1.7 Implicações do estudo

Este estudo é o primeiro estudo que examina os factores associados à mortalidade infantil com base nos dados de dois inquéritos a nível nacional do Nepal, comparando as variações desses factores associados ao longo do período de cinco anos, de 2006 a 2011. Embora existam numerosos estudos e análises realizados no sector da mortalidade infantil, nenhum estudo comparou ainda os factores associados à mortalidade infantil entre 2006 e 2011.

A mortalidade infantil tem sido um problema de saúde constante no Nepal. Há muitos factores sociodemográficos associados à mortalidade infantil. Dev (2014) analisou a diferença topográfica da IMR no Nepal utilizando o NDHS 2011, enquanto Shreeramreddy et al. (2013) identificaram e compararam os indicadores de mortalidade de crianças com menos de cinco anos de 1996 a 2011, utilizando quatro NDHS (Dev, 2014; Sreeramareddy et al., 2013). Do mesmo modo, Paudel Deepak, Thapa Anil, Shedain Purusotam Raj e Paudel Bhuwan (2013) analisaram as tendências e os factores determinantes relacionados com a mortalidade neonatal no Nepal, utilizando o NDHS 2001 a 2011, e salientaram a importância de uma análise e de um estudo mais aprofundados sobre a mortalidade infantil. Vários outros estudos foram realizados com base no NDHS 2006 e 2011, explorando separadamente a chefia do agregado familiar, a autonomia das mulheres, os efeitos da casta, da etnia e da identidade regional e as decisões sobre os seus próprios cuidados de saúde em relação à mortalidade infantil no Nepal (Adhikari & Podhisita, 2010; Adhikari & Sawangdee, 2011; Jhabindra Prasad Pandey, 2013; Khanal, Sauer, Karkee, & Zhao, 2014). Este estudo fornecerá uma análise comparativa da situação atual da mortalidade infantil com base nos conjuntos de dados NDHS 2006 e 2011.

1.8 Esboço da tese de dissertação

Esta dissertação é composta por um total de seis capítulos. O primeiro capítulo, atual, apresenta uma descrição geral do país, o seu perfil de saúde e a justificação do estudo. Este capítulo inclui também as finalidades, os objectivos e a importância do estudo. O segundo capítulo inclui a revisão da literatura relacionada com a mortalidade infantil e os factores associados à mortalidade infantil no Nepal e noutros países em desenvolvimento, e também descreve várias intervenções de saúde pública destinadas a reduzir a mortalidade infantil, que foram implementadas no Nepal em comparação com outros países. O capítulo três trata da metodologia utilizada e constitui um resumo pormenorizado da metodologia estatística que foi utilizada na análise de dados e na modelação (regressão). Também são explicadas no capítulo as variáveis dependentes e independentes, utilizando o quadro concetual para categorizar os factores de risco da mortalidade infantil, bem como as considerações éticas do estudo. Os resultados do estudo estão resumidos no capítulo quatro, que descreve as características descritivas dos bebés e as variáveis, o resultado da análise de regressão logística bivariada e multivariada. O capítulo cinco é a secção de discussão, destacando os factores significativos associados à mortalidade infantil. Por último, o capítulo seis apresenta a conclusão do estudo, seguida de recomendações e estratégias futuras para reduzir a mortalidade infantil no Nepal.

CAPÍTULO 2

REVISÃO DA LITERATURA

2.1 Panorama da mortalidade infantil

A nível mundial, a taxa de IMR tem vindo a diminuir de forma constante ao longo do último século, embora alguns países em desenvolvimento ainda estejam muito atrasados. A TMI é considerada um indicador essencial de saúde (Reidpath & Allotey, 2003). A primeira infância é um período muito vital para determinar o estado de saúde futuro. Apesar da redução da mortalidade infantil em dois terços por muitos países, indicando um progresso no sentido de alcançar o Objetivo de Desenvolvimento do Milénio (ODM)-4 até ao ano 2015, tal não foi evidente na África Subsariana e em alguns países asiáticos, incluindo o Nepal (Hajizadeh, Nandi, & Heymann, 2014; Sreeramareddy et al., 2013). De acordo com a OMS, a África Subsariana tem a TMI mais elevada, com 75 mortes por 1000 nados-vivos, em comparação com alguns países europeus, como a Dinamarca, a Alemanha, a Finlândia e a Islândia, que registaram menos de 11 mortes por 1000 nados-vivos em 2010 (Sartorius & Sartorius, 2014). No entanto, ainda existem disparidades e variações entre países em todo o mundo em termos de TMI. O Nepal registou uma TMI de 46 mortes por 1000 nados-vivos em 2011, uma ligeira redução em relação às anteriores 48 mortes por 1000 nados-vivos em 2006 num período de 5 anos (Ministério da Saúde e da População (MOHP) [Nepal], 2007, 2012). O progresso na redução da TMI é relativamente lento em comparação com outros países do Sudeste Asiático e também com outros indicadores de saúde do Nepal. A mortalidade infantil no Nepal está associada a factores socioeconómicos, demográficos, ecológicos e outros. A idade da mãe no casamento, o local de residência, o nível de educação e literacia dos pais, a religião, a etnia, o índice de riqueza, os cuidados pré-natais, a utilização de serviços de saúde e a chefia do agregado familiar são factores significativos associados à mortalidade infantil no Nepal (Adhikari & Podhisita, 2010; Jhabindra Prasad Pandey, 2013). Embora muitos estudos tenham sido realizados anteriormente para investigar os factores que contribuem para a mortalidade infantil no Nepal, tanto quanto é do nosso conhecimento, não foram realizados estudos para comparar os factores associados à mortalidade infantil entre o NDHS 2006 e 2011.

2.2 Definição de mortalidade infantil

A mortalidade infantil é definida como a morte de uma criança antes de atingir a idade de um ano num ano ou período específico (Organização Mundial de Saúde, 2014b). A mortalidade infantil pode ser dividida em dois grandes grupos: i) mortalidade neonatal e ii) mortalidade pós-neonatal. O período neonatal é definido como o período desde o nascimento até aos primeiros 28 dias de vida e a morte de um bebé que ocorre dentro do período neonatal é referida como mortalidade neonatal. As mortes que ocorrem após 28 dias e antes de uma criança atingir o seu primeiro aniversário ou um ano de vida são referidas como morte pós-neonatal (Organização Mundial de Saúde, 2014b). A mortalidade infantil é medida em termos de TMI, que é expressa como o número de mortes de uma criança antes de atingir a idade de um ano (0-11 meses) por cada 1.000 nados-vivos (Organização Mundial de Saúde, 2014b). A TMI é um indicador importante utilizado para medir a saúde e o bem-estar de um país (Murray, Laakso, Shibuya, Hill, & Lopez, 2007; Reidpath & Allotey, 2003).

2.3 Tendência global da mortalidade infantil

Globalmente, estima-se que ocorram anualmente 4,6 milhões de mortes durante a infância, 99% das quais ocorrem em países em desenvolvimento (Organização Mundial de Saúde, 2014b). Registou-se uma redução da mortalidade infantil em todo o mundo, mas continua a ser uma grande preocupação para os países em desenvolvimento (Wang et al., 2013). A TMI global reduziu-se para 34 mortes por

1000 nados-vivos em 2013, a partir de uma estimativa inicial de 63 mortes por 1000 nados-vivos em 1990 (Dev, 2014; Organização Mundial de Saúde, 2014b). Em média, a TMI é dez vezes mais elevada nos países de rendimento baixo a médio do que nos países desenvolvidos (Dev, 2014). A Serra Leoa tem a taxa mais elevada de 114 por 1000 nados-vivos, enquanto a Suécia e a Islândia têm as taxas mais baixas de menos de 3 mortes por 1000 nados-vivos (Barry Mason, 2008; Christian, 2008; Malla et al., 2011; Sartorius & Sartorius, 2014). Tendências recentes de mortes na infância em países africanos e asiáticos mostram que um em cada 12 bebés não sobrevive até à idade adulta (Streatfield et al., 2014). Além disso, a maioria das mortes ocorre no primeiro ano de vida, representando 74% do total de mortes entre crianças com menos de cinco anos de idade (Dev, 2014; Organização Mundial de Saúde, 2014b). De acordo com o Fundo das Nações Unidas para a Infância (UNICEF), a maioria dos países desenvolvidos regista atualmente uma TMI inferior a 30 por 1000 nados-vivos (Storeygard et al., 2008). No entanto, o Sul da Ásia e a África Subsariana têm uma TMI de 67 e 104 por 1000 nados vivos, respetivamente (Christian, 2008). A nível mundial, a TMI está a diminuir 2,7% todos os anos (Rajaratnam et al., 2010). Além disso, a TMI reduziu substancialmente em 25% nas áreas urbanas dos países asiáticos entre 1990 e 2011 (Organização Mundial de Saúde, 2014b). Os resultados sugerem que a mortalidade de crianças com menos de cinco anos será reduzida em 27% entre 1990 e 2015, o que é inferior à meta dos ODM de redução de 67% da mortalidade infantil para o mesmo período (Murray et al., 2007). Em 2011, a mortalidade infantil em Itália, na Suécia e na Grécia era de cerca de 0,5 mortes por 1000 nados-vivos, mas no Níger e na Guiné Equatorial era de cerca de 87 mortes por 1000 nados-vivos, ou seja, 173 vezes mais (Lozano et al., 2011), o que indica que existe uma grande diferença entre os países desenvolvidos e os países em desenvolvimento no que respeita à mortalidade infantil. O declínio global da mortalidade infantil é, no entanto, dominado pelo lento declínio na África Subsariana (Murray et al., 2007). Christian (2008) identificou aspectos maternos como a idade, a paridade e o intervalo entre partos, a poluição ambiental, as deficiências nutricionais, os ferimentos e as doenças como determinantes próximos da mortalidade infantil, enquanto os determinantes distais, tal como sugerido pela UNICEF, são a malnutrição, os recursos, incluindo humanos, financeiros e organizacionais, e a situação política de qualquer país. Os investigadores também descobriram que a utilização dos serviços de saúde, o estatuto socioeconómico e as condições ambientais estão possivelmente relacionados com as tendências decrescentes da mortalidade infantil após a década de 1990 (Christian, 2008; Ghosh & Bharati, 2010; Storeygard et al., 2008).

2.4 Mortalidade infantil no Sudeste Asiático

Reduzir a mortalidade infantil em dois terços entre 1990 e 2015, a nível mundial, tem sido um grande desafio devido às enormes variações e discrepâncias inter-regionais (Liu et al., 2012). Ao comparar as diferenças regionais na redução da mortalidade infantil, os países da região do Mediterrâneo Oriental têm a taxa de redução mais lenta, de 1,8% ao ano; e os países de África e do Sudeste Asiático têm o segundo e terceiro declínio mais gradual, com uma média de 2,5% e 3,4% ao ano, respetivamente (Liu et al., 2012). Além disso, uma maior percentagem de mortes infantis ocorre em países de rendimento médio e baixo. Entre todas as mortes de crianças com menos de cinco anos a nível mundial, um terço ocorre no Sul da Ásia, com a maioria destas mortes a ocorrer no primeiro ano de vida (UNICEF 2012). O Brunei, Singapura e a Malásia registam uma mortalidade infantil inferior a 10 por 1000 nados-vivos, ao passo que Myanmar, o Laos e o Camboja continuam a registar as taxas de mortalidade mais elevadas entre os países asiáticos, com uma taxa de 50-70 mortes por 1000 nados-vivos (Acuin et al., 2011). Nas últimas duas décadas, as taxas de mortalidade infantil na Tailândia e no Vietname diminuíram significativamente, com menos de 15 mortes por 1000 nados-vivos, enquanto as Filipinas e a Indonésia permaneceram inalteradas, com uma taxa de 30 e 50 mortes por 1000 nados-vivos durante o mesmo período, respetivamente (Acuin et al., 2011). A Índia, a China, o Paquistão, a Nigéria e a República Democrática do Congo foram os cinco países que contribuíram para quase 50% da mortalidade infantil mundial em 2010 (Liu et al., 2012).

No Sudeste Asiático, há classificações semelhantes de determinantes que contribuem para a mortalidade infantil, embora existam disparidades consideráveis no estado e no sistema de saúde. Esses determinantes são classificados como proximais (infecções), intermédios (água e saneamento) e distais (socioeconómicos e educação) (Anita Raj, 2012; Sartorius & Sartorius, 2014). As doenças infecciosas, como a diarreia e a pneumonia, continuam a ser responsáveis por mais de 50% das mortes de crianças no Sudeste Asiático (Acuin et al., 2011). No Bangladesh, os factores maternos, os factores ambientais, a nutrição, as lesões e as doenças pessoais são os principais factores que contribuem para a mortalidade infantil, sendo a educação materna um forte preditor (Islam, Hossain, Rahman, & Hossain, 2013). Por conseguinte, a UNICEF, juntamente com os governos de alguns países, defende a continuação da concentração pós-ODM na redução das mortes de crianças por causas evitáveis até 2035 (Wang et al., 2013).

2.5 Mortalidade infantil no Nepal

A República Federal Democrática do Nepal é um país em desenvolvimento e de baixo rendimento. Administrativamente, o Nepal está dividido em cinco regiões de desenvolvimento, catorze zonas e setenta e cinco distritos. O Nepal tem três regiões ecológicas: Montanha, Colina e Terai. Na última década, o Nepal alcançou progressos incríveis no sector da saúde pública, apesar dos conflitos de longa duração e da instabilidade política. O NDHS (2011) indicou que a TMI do Nepal era de 46 mortes por 1000 nados-vivos em 2011, tendo sido reduzida progressivamente ao longo do tempo para 48, 64 e 79 mortes por 1000 nados-vivos em 2006, 2001 e 1996, respetivamente (Figura 2.0) (Deepak Paudel, 2013). A TMI manteve-se relativamente estável durante o período de cinco anos, com uma pequena redução de 2 mortes por 1000 nados-vivos de 2006 a 2011. A mortalidade infantil é mais elevada no Nepal do que noutros países asiáticos, como a Índia, que tem uma TMI de 42 por 1000 nados-vivos; o Bangladeche, 41 por 1000 nados-vivos e o Sri Lanka, 9 por 1000 nados-vivos (Relatório MENA, 2013; Moniruzzaman Uzzal, 2014; Wang et al., 2013). No entanto, a TMI diminuiu 71 mortes por 1000 nados vivos no Nepal durante um período de 30 anos, passando de 117 mortes por 1000 nados vivos em 1981 para 46 mortes por 1000 nados vivos em 2011 (Central Bureau of Statistics, 2014). A mortalidade infantil reduziu 42% (Figura 2.0), passando de 79 mortes por 1000 nados-vivos entre 1991 e 1995 para 46 mortes por 1000 nados-vivos em 20062010 (Deepak Paudel, 2013). Thapa (2008) constatou que a mortalidade infantil foi reduzida em 4,6 mortes por cada 1000 nados-vivos anualmente entre 1986 e 1995 e em 2,8 mortes entre 1996 e 2005.

O Nepal registou progressos substanciais no sector da saúde pública na última década, mas a mortalidade infantil continua a ser um problema (Adhikari & Podhisita, 2010; Deepak Paudel, 2013; Thapa, 2008). Devido a muitos factores e obstáculos subjacentes, os progressos na redução da mortalidade infantil foram interrompidos. No entanto, os investigadores argumentam que o Nepal está no bom caminho para alcançar o ODM-4, reduzindo a taxa de mortalidade infantil com um objetivo de 36 por 1000 nados vivos até 2015 (Deepak Paudel, 2013; Malla et al., 2011). Além disso, os investigadores identificaram a existência de desigualdades na mortalidade infantil no país. Cerca de 50% (73 mortes por 1000 nados-vivos) das mortes infantis ocorrem na região montanhosa (Gubhaju, 2011; Sreeramareddy et al., 2013). Do mesmo modo, as diferenças baseiam-se nas regiões de desenvolvimento e no tipo de residentes. Ao comparar as regiões de desenvolvimento, a mortalidade infantil mais elevada foi registada na região do Extremo Oeste (65 mortes por 1000 nados-vivos) e o valor mais baixo nas regiões do Leste (47 mortes por 1000 nados-vivos) (Ministério da Saúde e da População (MOHP) [Nepal], 2012). Embora a pobreza no Nepal tenha diminuído de 47,7% em 1996 para 25,2% em 2010, as desigualdades de riqueza estão a aumentar no país (Nishiyama, 2011; Sreeramareddy et al., 2013). O estatuto socioeconómico e o índice de riqueza são os principais factores que contribuem para a mortalidade infantil no Nepal. A taxa de mortalidade dos bebés nascidos de mães sem instrução foi registada em 56, enquanto a das mães com instrução foi de 35 mortes por 1000 nados-vivos (Adhikari & Podhisita, 2010; Gubhaju, 2011). Do mesmo modo, a TMI é consideravelmente mais elevada entre as mães incapazes de tomar as suas próprias decisões sobre as necessidades de cuidados de saúde. Para as que participaram na tomada de decisões, a TMI foi de 40 por 1000 nados-vivos, em comparação com 54 por 1000 nados-vivos cujas decisões foram tomadas por outros (Adhikari & Sawangdee, 2011). Além disso, o intervalo de partos entre mulheres multiparentais também desempenha um papel importante. A TMI para as mulheres que tiveram um intervalo entre partos inferior a dois anos foi de 62 por 1000 nados-vivos, o que é significativamente mais elevado em 41 mortes por 1000 nados-vivos do que para as suas homólogas que tiveram intervalos entre partos superiores a dois anos (Adhikari & Podhisita, 2010; Adhikari & Sawangdee, 2011). Um estudo baseado no NDHS (2006) identificou a idade da mãe no casamento, a educação e a literacia dos pais, o local de residência, a religião, a etnia, o índice de riqueza, os cuidados pré-natais, a utilização de serviços de saúde e a chefia do agregado familiar como factores que contribuem significativamente para a mortalidade infantil no Nepal (Adhikari & Podhisita, 2010; Jhabindra Prasad Pandey, 2013).

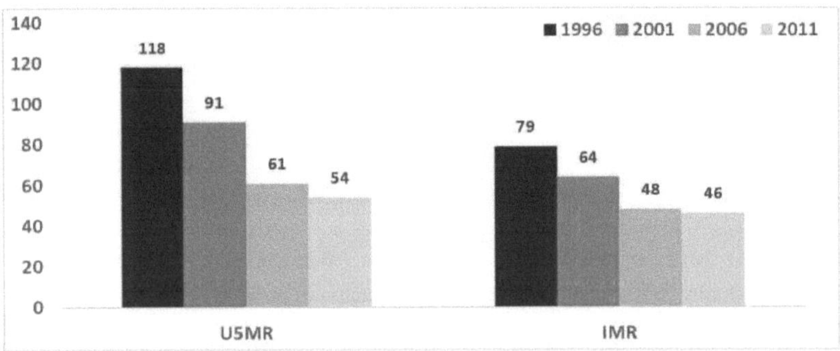

Figura 2.0 Tendências da mortalidade infantil (mortes por 1.000 nados-vivos), NDHS 1996-2011 Fonte: (Deepak Paudel, 2013)

2.6 Factores que afectam a mortalidade infantil no Nepal

São muitos os factores sociodemográficos que contribuem para a mortalidade infantil no Nepal, embora alguns sejam fáceis de gerir e outros se tenham revelado difíceis. Embora as doenças infecciosas, como a pneumonia e a diarreia, e a malnutrição sejam as principais causas da mortalidade infantil, outras causas, como a pobreza e a área de residência, são factores importantes (Anita Raj, 2012). A idade da mãe no casamento, o local de residência, a educação e a literacia dos pais, a religião, a etnia, o índice de riqueza, os cuidados pré-natais, a utilização de serviços de saúde e a chefia do agregado familiar são factores determinantes da mortalidade infantil no Nepal (Adhikari & Podhisita, 2010; Jhabindra Prasad Pandey, 2013). Do mesmo modo, outros factores como os partos em casa, os atrasos na procura de serviços de saúde, as crenças culturais, a falta de preparação e as disparidades financeiras e geográficas também contribuem para a mortalidade infantil (Deepak Paudel, 2013). A maioria das mortes infantis ocorre no primeiro mês de vida. De acordo com o NDHS, 2011, entre todas as mortes infantis, 72% foram devidas à mortalidade neonatal precoce (Deepak Paudel, 2013).

O NDHS (2006) também identificou tipos semelhantes de factores responsáveis pela mortalidade infantil. Os factores responsáveis pela mortalidade infantil foram agrupados como factores comunitários, factores socioeconómicos e factores próximos por Mosley e Chen (1984) no seu modelo de estrutura concetual para a sobrevivência infantil nos países em desenvolvimento.

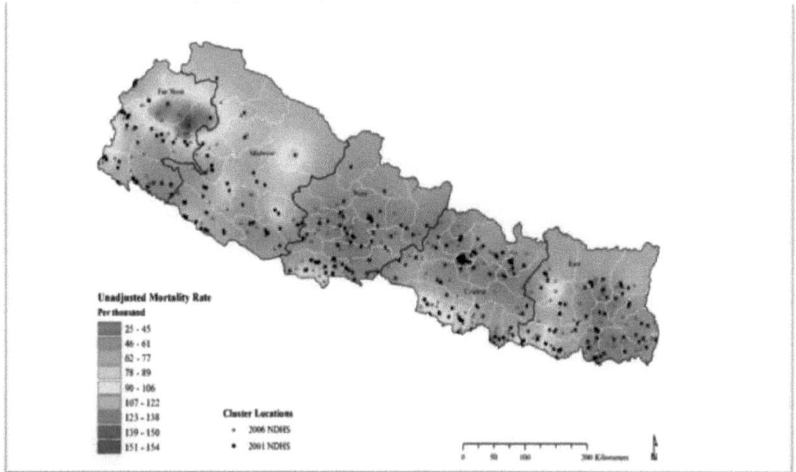

Figura 2.1 Tendências da mortalidade infantil em cinco regiões em desenvolvimento
Fonte: (Chin, Montana, & Basagana, 2011)

2.6.1 Factores a nível comunitário

O Nepal tem diferentes tipos de variações geográficas dentro do país. O país está dividido em cinco regiões diferentes e, em cada uma delas, há uma variação entre as montanhas nevadas e o Terai, que é extremamente quente e plano. As montanhas, as colinas e o Terai têm as suas próprias vantagens e limitações em termos de clima, transportes, educação e serviços de saúde. Devido à falta de meios de transporte, as pessoas que vivem nas montanhas e nas colinas enfrentam muitas dificuldades no acesso aos serviços de saúde e a outros serviços (Dev, 2014). Por conseguinte, podem ser observadas diferenças distintas na mortalidade infantil e materna nestas zonas. No que respeita às tendências da mortalidade infantil nas três áreas geográficas, a região montanhosa apresentava um risco mais elevado de mortes infantis (OR=0,92; 95% CI:0,83-1,02), seguida do Terai e depois das Colinas (Sreeramareddy et al., 2013). A diferença na mortalidade infantil também foi observada entre as regiões de desenvolvimento e o tipo de residentes. A taxa mais elevada de mortalidade infantil foi registada nas regiões do Extremo-Oeste, com 65 mortes por 1000 nados-vivos, e as taxas mais baixas, de 47 mortes por 1000 nados-vivos, nas regiões do Leste (Ministério da Saúde e da População (MOHP) [Nepal], 2012). Chin et al. (2011) concluíram que existem diparidades geográficas no Nepal em termos de mortalidade infantil e que é provável que a mortalidade infantil aumente 6% por cada 10 km de distância da unidade de saúde (Figura (2.1). Os bebés que residem em zonas rurais têm mais probabilidades de morrer no primeiro ano de vida (OR=1,92, 95% CI:1,12-3,21) do que os que vivem em zonas urbanas (Neupane & Doku, 2014). Ainda assim, mais de 80% da população nepalesa vive em zonas rurais. Dev (2014) salientou que 79% do total de nascimentos eram de mulheres que viviam em zonas rurais e 94% do total de nascimentos ocorriam em zonas montanhosas. De facto, os bebés das zonas montanhosas tinham um risco 42% maior (OR=1,42, 95% CI: 1,01-2,02) de morrer no primeiro ano de vida em comparação com os das zonas de Hill e Terai (Dev, 2014).

O GoN disponibilizou serviços de cuidados pré-natais (ANC) e de cuidados pós-natais (PNC) a todos os níveis nas unidades de saúde, para que todas as mulheres possam receber os melhores serviços com o objetivo de prevenir e gerir qualquer possível complicação numa fase precoce. A OMS recomendou quatro consultas de cuidados pré-natais e três consultas de cuidados pós-natais, que têm sido promovidas por todos os programas e profissionais de saúde. No entanto, a cobertura dos serviços para satisfazer esta procura não foi aumentada em paralelo com o objetivo fixado pelo GoN de 80% e 50% para as consultas de ANC e PNC até ao ano 2015, respetivamente (Baral, Lyones, Skinner, & van Teijlingen, 2012). Em 2006, apenas 29% das mulheres receberam serviços de ANC, mas esta proporção aumentou para 50% em 2011 (Baral et al., 2012). Foi demonstrado que as mulheres que efectuaram quatro consultas de ANC, como recomendado, tinham 27% menos probabilidades (OR=0,73, 95% CI: 0,56-0,89) de sofrer morte infantil em comparação com as que não efectuaram as consultas recomendadas (Adhikari & Podhisita, 2010). Um estudo realizado no Bangladesh descobriu que os bebés nascidos de mães que realizaram consultas de ANC conforme recomendado tinham 50% menos hipóteses de morrer no prazo de um ano após o nascimento (Mondal, Hossain, & Ali, 2009).

Do mesmo modo, apenas 36% dos partos foram assistidos por parteiras qualificadas (SBAs) e apenas 35% do total de partos ocorreram em instalações de saúde/hospitais no Nepal em 2011 (Kerr, Hauswald, Tamrakar, Wachter, & Baty, 2014). Ainda assim, dois terços dos partos (63%) ocorrem em casa sem qualquer assistência dos SBAs, indicando um risco de morte entre os recém-nascidos (Ministério da Saúde e da População (MOHP) [Nepal], 2012). A falta de transportes públicos e de estradas nas zonas rurais torna a vida difícil (Simkhada B, 2006), especialmente para quem vive nas zonas montanhosas. Consequentemente, as pessoas são obrigadas a escolher parteiras tradicionais disponíveis localmente e sem formação (TBAs) e outros membros da família para o parto (Morrison et al., 2014). Apesar das dificuldades de transporte nas zonas rurais, os residentes urbanos têm 3,5 vezes mais probabilidades de obter serviços de parteiras tradicionais durante o parto (Morrison et al., 2014). Os neonatos nascidos de mães sem assistência dos SBAs tiveram uma maior possibilidade de morte neonatal (OR=2,26, 95% CI:1,19-4,26), em comparação com aqueles cujas mães procuraram a assistência dos SBAs (Neupane & Doku, 2014).

Relativamente aos serviços de PNC, apenas 33% das mães receberam serviços de PNC no Nepal (Deepak Paudel, 2013). Foram identificadas associações semelhantes entre uma baixa cobertura dos serviços de PNC e um maior risco de mortalidade infantil. As mulheres instruídas que vivem em zonas urbanas com um estatuto socioeconómico elevado têm maior probabilidade de utilizar os serviços de PNC conforme recomendado (Baral et al., 2012). Um estudo efectuado por Rutstein (2005) em países em desenvolvimento indicou que existe uma correlação positiva entre os cuidados pré-natais, o parto e as consultas de pré-natal com a sobrevivência infantil.

2.6.2 Factores socioeconómicos

As desigualdades em termos de riqueza estão a aumentar no país, embora os estudos mencionem a redução da pobreza entre a população nepalesa (Nishiyama, 2011; Sreeramareddy et al., 2013). O Nepal tem um produto interno bruto (PIB) baixo, de 1276 USD per capita em 2012, com mais de 25% da população a viver abaixo do limiar de pobreza (MoHP Nepal, 2014). As diferenças socioeconómicas e regionais entre as pessoas provocaram desigualdades na saúde dos nepaleses (Paalman, 2004). As mulheres com um estatuto socioeconómico (SES) mais elevado têm 1,27 vezes mais probabilidades (OR=1,27; IC95%: 1,14-1,41) de utilizar os serviços de saúde do que as de SES mais baixo (Sreeramareddy et al., 2013). Um estudo realizado por Johnson, Bradley e RTI em 2008 também encontrou uma relação positiva entre o índice de riqueza e a utilização de instalações de cuidados de saúde, indicando a existência de disparidades económicas entre grupos (Jhabindra Prasad Pandey, 2013). Neupane e Doku (2014) mencionaram que a TMI era mais elevada entre os bebés cujas mães pertenciam a um índice de riqueza baixo a médio (62 mortes por 1000 nados-vivos), e que estes bebés tinham um risco mais elevado de morrer (OR = 1,89, 95% CI: 1,13-3,15), em comparação com aqueles cujas mães pertenciam a um índice de riqueza médio a elevado.

A educação é outro componente essencial para a saúde. Os bebés nascidos de mães analfabetas têm 39% mais probabilidades de morrer no prazo de um ano de vida do que os nascidos de mães alfabetizadas (Adhikari & Sawangdee, 2011). Além disso, os bebés nascidos de mães com educação têm um risco 44% menor de morrer do que os de mães sem educação (Adhikari & Podhisita, 2010). O NDHS 2011 mostra que três em cada cinco mães, ou seja, 60% de todas as mães, não tinham instrução. A taxa de mortalidade dos bebés nascidos de mães sem instrução era de 56 mortes por 1 000 nados-vivos e de 35 mortes por 1 000 nados-vivos de mães com instrução (Adhikari & Podhisita, 2010; Gubhaju, 2011). Todos os quatro estudos DHS (1996, 2001, 2006 e 2011) no Nepal relataram que 80% da mortalidade infantil ocorreu entre os bebés cujas mães não tinham educação (OR=3,75, 95% CI: 3,17-4,44); e uma maior IMR foi encontrada entre os bebés que nasceram de uma família pobre (Sreeramareddy et al., 2013). A mortalidade infantil foi maior (OR=2,12, IC 95% = 1,10-4,08) entre as mulheres cujos parceiros eram analfabetos (Neupane & Doku, 2014). A educação dos pais está diretamente associada à morbilidade e mortalidade infantis. Um nível de educação mais elevado e um rendimento familiar mais elevado conduzem a melhores hipóteses de receber serviços de saúde de maior qualidade, bem como a outras oportunidades, como o acesso à informação, a alimentos nutritivos, ao emprego, etc. (Lindeboom, Llena-Nozal, & van der Klaauw, 2009). Neupane e Doku (2014) descobriram que os bebés nascidos de pais sem instrução tinham uma maior possibilidade de não sobreviver no primeiro ano após o nascimento (OR=2,12, 95% CI: 1,10-4,08). Um dos estudos longitudinais realizados no Reino Unido entre 1958 e 1999, com 1700 crianças, concluiu que tanto a educação materna como a paterna estavam significativamente associadas ao estado de saúde da criança, embora o comportamento, a saúde e o estatuto económico dos pais também tivessem influências indirectas (Lindeboom et al., 2009). Outro estudo realizado na Índia concluiu que a educação materna era um dos maiores factores diretamente associados à mortalidade infantil (Singh, Pathak, Chauhan, & Pan, 2011).

Os investigadores encontraram fortes relações entre a educação e a profissão dos pais e a morte de bebés, cujas causas podem ser diferentes (Maitra, 2004). O estatuto socioeconómico é altamente influenciado pelo estatuto profissional dos pais. Assim, o desemprego dos pais e a ocupação da mãe, que exige predominantemente que a mãe esteja fora de casa, aumentaram significativamente a taxa de mortalidade infantil (Mondal et al., 2009). O emprego dos pais teve um impacto protetor que previne a morte infantil ao melhorar o rendimento e o nível de vida do agregado familiar (C. R. Titaley, Dibley, Agho, Roberts, & Hall, 2008). O estudo de Rajshahi, no Bangladesh, revelou que a mortalidade infantil foi reduzida em 38% nos bebés nascidos de mães que estavam empregadas, em comparação com aqueles cujas mães estavam desempregadas (Mondal et al., 2009). O mesmo estudo mencionou que a TMI era de cerca de 95,2% entre os bebés nascidos de mães desempregadas.

Do mesmo modo, a religião também teve um grande impacto na mortalidade infantil. Entre os bebés nascidos de mães muçulmanas com quatro ou mais filhos, a TMI era de 59 por 1000 nados-vivos no Nepal (Adhikari & Sawangdee, 2011). O mesmo estudo refere ainda que os bebés nascidos de mães budistas tinham menos probabilidades de morrer do que os nascidos de mães hindus e muçulmanas. Além disso, a etnia e a casta também desempenham um papel essencial no acesso aos cuidados de saúde. Um estudo sobre uma análise mais aprofundada baseada nos dados do NDHS (2006) revelou que as pessoas de castas e etnias mais baixas constituíam 28% da população total e apresentavam baixos níveis de indicadores de saúde, especialmente no que respeita à saúde materna e infantil (Jhabindra Prasad Pandey, 2013).

O ambiente doméstico, incluindo a poluição do ar interior, desempenha um papel substancial na mortalidade infantil. A poluição atmosférica doméstica é um importante fator de risco que contribui para o peso da doença e da mortalidade entre as crianças nos países em desenvolvimento (Epstein et al., 2013). Deepak Paudel (2013) descobriu que a mortalidade neonatal era mais elevada (37 mortes por 1000 nados vivos) numa casa com poluição do ar interior em comparação com uma casa com um ambiente interior limpo (27 mortes por 1000 nados vivos). Um estudo transversal realizado na Índia indicou que a poluição do ar interior através de combustível de cozinha (biomassa e carvão) (OR=18,54; 95% CI: 6,31-54,45), teve um forte impacto negativo na saúde da mãe levando à conceção de bebés com BPN e mortalidade neonatal (Epstein et al., 2013). O mesmo estudo referiu ainda que a mortalidade neonatal era mais elevada nos agregados familiares que utilizavam carvão (60 mortes por 1000 nados-vivos) em comparação com os que utilizavam gás para cozinhar (8 mortes por 1000 nados-vivos). Outro estudo de caso-controlo realizado na China rural identificou que a combustão do carvão e a poluição do ar em recintos fechados estavam altamente associadas a defeitos do tubo neural, resultando esta exposição num aumento de 60% (OR=1,6, 95% CI: 1,1-2,1) do risco de uma criança apresentar defeitos do tubo neural (Li et al., 2011).

2.6.3 Factores de proximidade

2.6.3.1 Fator materno

Um dos factores que influenciam a mortalidade infantil é a idade da mãe à nascença. A investigação mostra que a mortalidade infantil é mais elevada entre os bebés nascidos de mães com uma idade mais jovem à nascença no Nepal. Ainda assim, cerca de 30% das mulheres casam-se antes dos 16 anos de idade no Nepal (Adhikari & Podhisita, 2010). Nas zonas rurais do Nepal, a idade média do casamento é de 18 anos ou menos (Juhee V Suwal, 2008). Os bebés nascidos de mães com menos de 20 anos de idade à data do nascimento apresentam a taxa de mortalidade materna mais elevada, de 51 por 1000 nados-vivos, em comparação com os bebés nascidos de mães com idades compreendidas entre os 20 e os 29 anos, com uma taxa de mortalidade materna de 32 mortes por 1000 nados-vivos (Ministério da Saúde e da População (MOHP) [Nepal], 2012). Um estudo realizado na Índia rural concluiu que 36% dos bebés nascidos de mães jovens com menos de 20 anos eram bebés com BPN e tinham a taxa mais elevada de mortalidade infantil (Negi, Kandpal, & Kukreti, 2006). Estudos realizados no Bangladesh, na Índia, no Paquistão e no Nepal revelaram que, no primeiro ano de vida dos bebés, se registava uma morte em cada 14 nascimentos entre mães com menos de 20 anos de idade durante o parto. Este estudo concluiu ainda que tanto a idade da mãe como os curtos intervalos entre partos aumentavam consideravelmente a probabilidade de mortalidade infantil (Raj, McDougal, & Rusch, 2014). Por conseguinte, a idade materna à nascença é um forte fator de previsão da mortalidade infantil. Entre os bebés nascidos de mães com idades compreendidas entre os 25 e os 29 anos, a mortalidade infantil foi de 39 por 1000 nados-vivos, ao passo que foi de 56 e 46 mortes por 1000 nados-vivos para os bebés cujas mães tinham 15-24 e mais de 30 anos, respetivamente (Adhikari & Sawangdee, 2011). A idade materna no parto é, por conseguinte, um dos factores determinantes da mortalidade na primeira semana de vida dos bebés (Katz et al., 2003). Além disso, um estudo realizado no Bangladesh mostrou que a mortalidade neonatal é 9,9% mais elevada entre os recém-nascidos cujas mães eram adolescentes (menos de 20 anos) do que entre os bebés cujas mães tinham entre 20 e 29 anos na altura do parto (Mondal et al., 2009).

O Nepal tem uma taxa de alfabetização de adultos de 56,6% a nível nacional, o que deixa uma grande proporção de 40% de mulheres e 14% de homens com idades compreendidas entre os 15 e os 49 anos ainda sem instrução (Ministério da Saúde e da População (MOHP) [Nepal], 2012). As mulheres nepalesas continuam a não ter um bom nível de instrução e a não ser suficientemente fortes do ponto de vista económico para tomarem as suas próprias decisões em matéria de cuidados de saúde ou de agregado familiar (Simkhada B, 2006). Além disso, o NDHS (2006) indicou que apenas 36% das mulheres participam nalgum nível de tomada de decisões em matéria de cuidados de saúde e de agregado familiar no Nepal (Acharya, Bell, Simkhada, van Teijlingen, & Regmi, 2010). As mulheres nepalesas têm um baixo nível de autonomia e de liderança nas necessidades do agregado familiar, bem como na utilização dos serviços de saúde, o que tem um impacto direto na morbilidade e mortalidade infantis (Adhikari & Sawangdee, 2011). Cerca de 80% das casas no Nepal são chefiadas por homens e, curiosamente, mais de 45% ($p<0,05$) das mulheres em agregados familiares chefiados por mulheres são alfabetizadas (Adhikari & Podhisita, 2010). Do mesmo modo, a TMI era consideravelmente mais elevada entre os bebés cujas mães não participavam na tomada de decisões em matéria de cuidados de saúde (54 mortes por 1000 nados-vivos), ao passo que para os bebés cujas mães participavam na tomada de decisões a TMI era de 40 mortes por 1000 nados-vivos (Adhikari & Sawangdee, 2011). Do mesmo modo, os bebés nascidos de mães que participaram no processo de tomada de decisão em matéria de cuidados de saúde tinham uma probabilidade 26% inferior de morrer no primeiro ano de vida (Adhikari & Sawangdee, 2011).

2.6.3.2 Factores infantis

Outro fator que influencia a mortalidade infantil é a paridade e o intervalo de partos entre as mulheres multiparentais, que desempenha um papel importante. Uma outra análise baseada no NDHS 2006 revelou que a TMI era de 62 por 1000 nados-vivos para os bebés cujas mães tinham um intervalo de nascimento inferior a dois anos, o que é significativamente mais elevado quando comparado com 21 mortes por 1000 nados-vivos, para os seus homólogos cujas mães tinham um intervalo de nascimento superior a dois anos (Adhikari & Podhisita, 2010; Adhikari & Sawangdee, 2011). O mesmo estudo também mencionou que os bebés nascidos de mães com intervalos de nascimento de dois a três anos e de quatro anos ou mais tinham 55% e 68%, respetivamente, menos probabilidades de morrer do que os nascidos de mães com intervalos de nascimento inferiores a dois anos (Adhikari & Sawangdee, 2011). Um intervalo de nascimento inferior significa uma maior probabilidade de morte para os recém-nascidos. Os bebés que nasceram num intervalo curto, inferior a 18 meses, têm três vezes mais probabilidades de morrer com menos de cinco anos de idade (Rutstein, 2005). A paridade está altamente associada à mortalidade infantil. Katz et al. (2003) referiram que o risco de mortalidade aumentava com a ordem de nascimento. Outro estudo complexo baseado em relatórios DHS de quatro países concluiu que a idade materna jovem (15-17 anos: OR=1,55, 95% CI=1,30-1,86; <15 anos OR=2,11, 95% CI=1,61-2,78) no momento do parto está altamente associada a um curto espaçamento entre partos (<24 meses: OR=2,42, 95% CI=2,01-2,92), o que aumenta a probabilidade de mortalidade infantil (Anita Raj, 2012).

Existem disparidades entre os géneros no Nepal, tal como noutros países do Sul da Ásia. Na maior parte das culturas, as crianças do sexo masculino têm uma mortalidade mais elevada. Os resultados sugerem que as crianças do sexo masculino correm um maior risco de morte nos primeiros dias de vida, especialmente durante o período neonatal inicial (Katz et al., 2003). Do mesmo modo, o estudo Rajashahi no Bangladesh mencionou que a mortalidade neonatal é mais elevada entre as crianças do sexo masculino, enquanto a mortalidade infantil é mais elevada entre as crianças do sexo feminino (Mondal et al., 2009). No entanto, Sreeramareddy et al. (2013) verificaram que a mortalidade infantil é mais elevada entre as raparigas do que entre os rapazes no Nepal (OR=1,01; IC 95%: 1,02-1,04). Ao mesmo tempo, outro estudo realizado entre 4.926 nascidos vivos na zona rural do Nepal durante

1998 a 2001 constatou que o BPN e os nascimentos pré-termo eram 20% (RR=0,78; IC 95% 0,62 - 0,97) menores entre os bebés do sexo feminino e o risco de mortalidade era relativamente menor entre eles (Kozuki et al., 2014). Este estudo sugeriu ainda que os bebés prematuros apresentavam um maior risco de mortalidade. Um estudo longitudinal realizado na Índia rural concluiu que 36% dos bebés nascidos de mães jovens apresentavam BPN e tinham a taxa mais elevada de mortalidade infantil (Negi et al., 2006).

2.6.3.3 Factores de entrega

No Nepal, mais de 63% dos partos são efectuados em casa. Os bebés nascidos em casa correm maiores riscos de mortalidade. As mulheres que residem nas zonas rurais sem serviços de parto SBA têm um risco de morte infantil quase duas vezes superior (OR=1,92, 95% CI:1,12-3,21) (Neupane & Doku, 2014). Ao mesmo tempo, as mulheres que não receberam assistência (ausência de profissionais de saúde) durante o parto, tiveram uma maior probabilidade (OR=2,26, 95% CI=1,19-4,26) de mortalidade neonatal. Neupane e Doku (2014) mencionaram ainda que a mortalidade infantil poderia ser reduzida em 20-30% através de partos SBA. A cobertura e a utilização de serviços de saúde como ANC, PNC e assistência profissional durante o parto também influenciam fortemente a mortalidade neonatal. O NDHS (2011) mencionou que a cobertura destes serviços era muito baixa, com apenas 50% para os CPN e 35% para os partos efectuados pelos serviços de saúde (Ministério da Saúde e da População (MOHP) [Nepal], 2012). Outro estudo de caso no Bangladesh mencionou que a mortalidade infantil durante um período precoce pode ser reduzida em 18% com a assistência de médicos ou enfermeiros durante o parto (Mondal et al., 2009). A investigação sugere que o local e o modo de parto também têm um impacto significativo na mortalidade infantil. É evidente que as hipóteses de sobrevivência dos recém-nascidos são maiores para os que dão à luz em hospitais bem equipados e assistidos por profissionais de saúde. Cerca de 92,1% dos recém-nascidos e 93,8% dos bebés apresentavam um risco de mortalidade mais elevado se o parto fosse realizado em casa sem a assistência de profissionais de saúde (Mondal et al., 2009). É óbvio que a maioria dos partos é efectuada em casa nos países em desenvolvimento. O fraco acesso aos transportes públicos e as estradas inadequadas nas zonas rurais exacerbam as dificuldades de acesso (Simkhada B, 2006), obrigando-as a procurar o apoio de TBAs locais e de membros da família ou parentes para realizar os partos em casa (Morrison et al., 2014). Um estudo do DHS indonésio revelou que os bebés nascidos em aglomerados com mais de 87% de partos assistidos por SBAs tinham 60% (OR=0,40; 95% CI: 0,25-0,63) de mortalidade neonatal reduzida em comparação com os aglomerados com menos de 25% assistidos por SBAs (C. R. Titaley et al., 2008). O mesmo estudo mencionou ainda que houve uma redução de 10% na mortalidade neonatal entre os recém-nascidos nascidos no hospital em comparação com os nascidos em casa. Do mesmo modo, Mondal et al. (2009) argumentam que 50% da mortalidade infantil precoce pode ser reduzida se os partos forem efectuados em estabelecimentos de saúde bem equipados. No Nepal, dois terços das mulheres tentam ter partos normais, enquanto outras fazem cesarianas. O acesso limitado a cuidados obstétricos básicos e completos é a principal razão que leva a partos complicados, aumentando assim a probabilidade de mortalidade neonatal (Bhadari & Dangal, 2014). Outro estudo de Malloy (2008) apoia ainda mais as conclusões de que a disponibilidade de serviços obstétricos aumentou (OR=1,03, 95% CI: 0,71-1,49) a probabilidade de sobrevivência do recém-nascido.

2.6.3.4 Factores pós-entrega

A mortalidade infantil também está associada aos serviços pós-natais e às práticas de aleitamento materno. Os cuidados pós-natais são essenciais para a sobrevivência das crianças. Em consequência do baixo estatuto socioeconómico, da pobreza e das barreiras culturais, as mulheres do Nepal têm menos acesso aos serviços pós-natais. Verificou-se que a utilização dos serviços pós-natais é muito baixa no Nepal, sendo de apenas 45%, e que apenas 17% procuram todos os serviços pós-natais recomendados (Ministério da Saúde e da População (MOHP) [Nepal], 2012). Nos países desenvolvidos, pelo menos 90% das mulheres têm consultas de PNC e 99% dos partos são efectuados por SBA em hospitais, ao passo que nos países em desenvolvimento as percentagens são muito baixas (Mrisho et al., 2009). Um estudo transversal efectuado no Nepal indicou que apenas 34% das mulheres pós-natais receberam serviços de PNC no prazo de 42 dias após o parto (Dhakal et al., 2007). O mesmo estudo indicou ainda que as mulheres que tinham concluído o ensino secundário tinham mais probabilidades (OR=6,49; IC 95%: 2,5-17,2) de utilizar os serviços de PNC do que as mulheres analfabetas. Com mais gravidezes (três ou mais), a probabilidade de receber serviços de PNC foi reduzida em 84% (OR=0,16; 95% CI=0,04- 0,51). Deepak Paudel (2013) relatou que a mortalidade neonatal foi de 12 por 1000 nados-vivos entre as mulheres que procuraram cuidados imediatos ao recém-nascido, em comparação com 18 por 1000 nados-vivos entre as que não procuraram. As tendências de baixa mortalidade infantil têm sido relacionadas com o início da amamentação no prazo de uma hora após o nascimento ou o mais cedo possível (Mullany et al., 2008). Mullany et al. (2008) exploraram o facto de o início precoce do aleitamento materno poder reduzir a mortalidade neonatal por todas as causas em 44%. A prevalência do AME (Aleitamento Materno Exclusivo) até aos seis meses de idade foi de 70% e a amamentação em qualquer altura até aos seis meses foi de 98% no Nepal (MoHP Nepal, 2014). No entanto, a tendência é ainda mais baixa quando comparada com o objetivo recomendado pela OMS de 90% para o AME (Khanal, Sauer, & Zhao, 2013). Um estudo realizado nas zonas rurais da Etiópia concluiu que o AME era o fator de previsão mais forte da mortalidade infantil. Os bebés que não foram amamentados tinham quase 8 vezes mais probabilidades de morrer (RR=7,86, 95% CI: 5,11, 12,10) em comparação com os que foram amamentados (Biks, Berhane, Worku, & Gete, 2015).

CAPÍTULO 3

METODOLOGIA

3.1 Panorama do Inquérito Demográfico e de Saúde

O programa de Inquéritos Demográficos e de Saúde (DHS) recolhe e publica dados representativos a nível nacional que são exactos para a saúde e as populações humanas desde 1984 em mais de 85 países em desenvolvimento. O programa DHS é apoiado pela Agência dos Estados Unidos para o Desenvolvimento Internacional (USAID) e depois implementado pela ICF International em Calverton, Maryland. O DHS apoia principalmente os países de rendimento baixo e médio. Até à data, realizou mais de 230 inquéritos representativos a nível nacional. O DHS foi renomeado em 1997 a partir de um anterior 'MEASURE DHS'. Anteriormente, os DHS foram desenvolvidos a partir de inquéritos sobre a fertilidade e a contraceção durante as décadas de 1970 e 1980. Atualmente, os DHS abrangem uma vasta gama de áreas da população e da saúde. Mais precisamente, os DHS recolhem dados sobre saúde materna e infantil, saúde reprodutiva e fertilidade, imunização e sobrevivência, VIH e SIDA; mortalidade materna, mortalidade infantil, malária e nutrição entre mulheres e crianças (Fabic, Choi, & Bird, 2012). No Nepal, os DHS começaram em 1996 e, no total, foram efectuados quatro DHS até 2011, uma vez em cada cinco anos. O DHS fornece informações actualizadas e fiáveis sobre diferentes questões de saúde e população. Os quatro inquéritos realizados em momentos diferentes no Nepal nos últimos quinze anos dão uma ideia das mudanças na saúde materna e reprodutiva. Ajudam também a comparar os resultados com os de outros países e a compreender as diferenças, proporcionando assim uma oportunidade para discutir e partilhar intervenções bem sucedidas para provocar mudanças no país. Além disso, os DHS também proporcionaram uma vasta área de investigação para o estudo e a análise de diferentes aspectos da saúde. Uma revisão sistemática atual realizada entre estudos de DHS encontrou mais de 1.117 artigos revistos por pares em mais de 200 revistas entre 1984 e 2010 (Fabic et al., 2012).

3.2 Materiais e métodos

O NDHS é um inquérito exaustivo representativo a nível nacional realizado de cinco em cinco anos no Nepal e constitui uma medida do projecto mundial DHS no país. O primeiro DHS do Nepal foi realizado em 1996, conhecido como Inquérito de Saúde Familiar do Nepal e, posteriormente, os inquéritos foram realizados novamente em 2001, 2006 e 2011 como NDHS. O inquérito foi realizado pela New ERA (organização não governamental de investigação) em parceria com o Ministério da Saúde e a assistência técnica prestada pela ICF

Internacional financiado pela USAID. As informações recolhidas são úteis para o planeamento, a execução, o acompanhamento e a avaliação de programas relacionados com a saúde, bem como para o desenvolvimento de políticas no Nepal. O inquérito também fornece dados desagregados a diferentes níveis, como zonas ecológicas, zonas rurais-urbanas e regiões em desenvolvimento.

3.2.1 Análise de amostras complexas

O DHS é um estudo transversal que utiliza uma técnica de amostragem por conglomerados em várias fases. A técnica de amostragem sistemática e as entrevistas são efectuadas entre a população elegível para o estudo (Corsi, Neuman, Finlay, & Subramanian, 2012). Durante grandes inquéritos como o DHS, as amostras são retiradas de alguns grupos ou regiões específicos. Por vezes, a amostra pode não ser representativa da população em estudo, o que resulta em enviesamento e erro devido a sobre e subamostragem (Saylor, Friedmann, & Lee, 2012). A análise de amostras complexas controla a sobre e subamostragem, fornecendo assim uma estimativa mais precisa dos valores da população

(Ciol et al., 2006). Estes ajustamentos são efectuados através do processo de seleção da amostra (peso da amostragem, agrupamento e estratificação). O objetivo é obter uma estimativa não enviesada das médias e frequências da população a partir da amostra que fornece estimativas de variação utilizando estas amostras ponderadas (Saylor et al., 2012). A fim de ajustar a probabilidade de seleção desigual devido à amostragem por conglomerados em várias fases, foi utilizada a análise de amostras complexas no procedimento de análise e modelização dos dados.

3.2.2 Tamanho da amostra

Tanto o NDHS 2006 como o 2011 utilizaram a técnica de amostragem aleatória estratificada em várias fases. Numa primeira fase, as áreas geográficas foram seleccionadas aleatoriamente e, em seguida, foi compilada uma lista completa de habitações e agregados familiares. A partir dessa lista, foram seleccionados 20-30 agregados familiares utilizando um procedimento de amostragem sistemático e, em seguida, entrevistadores formados realizaram entrevistas aos agregados familiares com a população elegível para o estudo (Corsi et al., 2012). A partir da base de amostragem, foi selecionado um total de 289 agregados nas 13 sub-regiões (Ministério da Saúde e da População (MOHP) [Nepal], 2012). Em 2011, os inquiridos foram seleccionados aleatoriamente entre 11 353 agregados familiares, tendo sido entrevistados com êxito 10 826, com uma taxa de resposta superior a 99% (Ministry of Health and Population (MOHP) [Nepal], 2012). Entre estes agregados familiares seleccionados, foram identificadas 12 918 mulheres elegíveis (15-49 anos), das quais 12 674 foram entrevistadas com êxito, com uma taxa de resposta superior a 98%. Os homens de cada dois agregados familiares foram seleccionados para serem entrevistados. Entre os 4 323 homens elegíveis (15-49 anos), foram entrevistados com êxito 4 121, com uma taxa de resposta superior a 95% (Ministério da Saúde e da População (MOHP) [Nepal], 2012).

Para o inquérito de 2006, foi selecionado um total de 9.036 agregados familiares, dos quais 8.707 foram entrevistados com êxito (quase 100% de taxa de resposta). Destes agregados familiares entrevistados, 10 973 mulheres foram identificadas como elegíveis e 10 793 completaram a entrevista (taxa de resposta de 98%). No que respeita à população masculina, foram identificados 4 582 homens elegíveis a partir da subamostra selecionada (de dois em dois agregados familiares), dos quais 4 397 foram entrevistados com êxito, com uma taxa de resposta de 96% (Ministério da Saúde e da População (MOHP) [Nepal], 2007). No Nepal, existe uma cultura de viver em famílias conjuntas e alargadas, em que mais do que uma mulher de uma idade elegível vive em conjunto, por exemplo, avós e sogras. Esta pode ser a razão pela qual o número de mulheres excedeu o número de agregados familiares.

Quadro 3.1 Número de agregados familiares da amostra, mulheres inquiridas e nascimentos, por ano de inquérito, NDHS 2006-2011

	DHS 2006	**DHS 2011**
Total households	8,707	10,826
Response rate (%)	99.6	99.4
Total women respondents (women age 15-49)	10,793	12,674
Response rate (%)	98.4	98.1
Total births in preceding five years	6,157	5,391
Total of most recent births in preceding five years	4,066	4,148
Estimated timeframe covered	2001-2005	2006-2010

Fonte: (Deepak Paudel, 2013)

3.2.3 Instrumentos de estudo

Os inquéritos DHS recolhem dados primários através da administração de três conjuntos de questionários: Questionário do Agregado Familiar (HQ), Questionário das Mulheres (WQ) e Questionário dos Homens (MQ). Estes três questionários foram adoptados a partir do questionário principal padrão do DHS, que revela que a população e as questões de saúde são aplicáveis ao Nepal (Corsi et al., 2012). A versão final do questionário foi preparada após uma série de consultas e reuniões com diferentes partes interessadas de organizações privadas, públicas e não governamentais sob a direção do Ministério da Saúde. Estes questionários foram posteriormente traduzidos do inglês para as três principais línguas locais, incluindo o nepalês, o maithili e o bhojpuri, e novamente traduzidos para inglês para maximizar a validade e a fiabilidade. O projeto final do questionário foi preparado após o pré-teste.

Tanto o NDHS 2006 como o 2011 utilizaram três tipos de questionário para recolher os dados demográficos e de saúde. O QG contém informações sobre idade, sexo, educação, residência e registo de nascimento. Também recolhe informações sobre a fonte de água potável, instalações sanitárias, combustível para cozinhar, segurança alimentar e também identifica homens e mulheres elegíveis para entrevista, com especial incidência na violência doméstica.

O WQ é o maior questionário entre os três que consistem em perguntas relacionadas com mulheres com idades compreendidas entre os 15 e os 49 anos. Inclui informações sobre os antecedentes das mulheres, a saúde reprodutiva, as práticas de amamentação e alimentação infantil, o casamento, as actividades sexuais, a saúde infantil (vacinação e doenças), o VIH, a SIDA e as IST e a violência doméstica. Da mesma forma, o QM continha informações quase semelhantes às do QM. As perguntas que não eram relevantes para os homens, como história reprodutiva, saúde materna e infantil, violência doméstica e nutrição, foram excluídas do questionário.

3.2.4 Recolha e gestão de dados

3.2.4.1 IDSN 2011

Os questionários foram primeiro preparados e traduzidos para três línguas locais e, em seguida, pré-testados. Os entrevistadores receberam formação antes da recolha efectiva de dados do inquérito, a fim de confirmar a qualidade do questionário. O pré-teste foi efectuado antes de dois ou três meses do inquérito real para confirmar se as perguntas eram compreensíveis e claras para os inquiridos. No NDHS 2011, os principais componentes do pré-teste incluíram o teste do programa de entrada em computadores pessoais tablets. Este foi introduzido durante esse período do inquérito para recolher dados do teste de campo do Sistema de Transmissão de Ficheiros da Internet (IFSS), que foi utilizado para transferir ficheiros de dados do campo para o escritório principal através da Internet. Este sistema também testou a versão traduzida dos questionários. Para efeitos de pré-teste, foram recrutados doze entrevistadores da comunidade de língua local. Receberam formação antes do pré-teste nos escritórios da New ERA. Entre a última semana de setembro e a primeira semana de novembro de 2010, foram realizados inquéritos-piloto em três áreas seleccionadas que representavam as três comunidades, ou seja, Katmandu para os nepaleses, Parsa para os Bhojpuri e Dhanusha para os falantes da língua Maithili. Após o pré-teste, os três questionários (HQ, WQ, MQ) foram aperfeiçoados.

A recolha efectiva de dados foi realizada entre 2nd fevereiro e 14th junho de 2011 por 16 equipas no terreno. Cada equipa era constituída por cinco membros, incluindo três entrevistadores do sexo feminino e um do sexo masculino, e um supervisor do sexo masculino. A recolha e o tratamento dos dados foram efectuados em diferentes fases. Estas equipas concluíram a recolha de dados num agrupamento e transferiram-nos eletronicamente para o gabinete central através da Internet. Foi utilizado um programa especial do DHS denominado Census and Survey Processing (CSPRo) para o processo de processamento de dados. O relatório final foi publicado em março de 2012.

3.2.4.2 INE 2006

Todos os métodos de recolha e processamento de dados para o NDHS 2006 foram semelhantes aos de 2011, no entanto, os computadores tablet não estavam disponíveis nessa altura. Foram seleccionados apenas 260 agrupamentos em 13 sub-regiões. Nessa altura, também foram realizados pré-testes semelhantes aos de 2011 e o inquérito propriamente dito foi realizado por 12 equipas. Cada equipa era composta por seis membros, incluindo um supervisor de campo, três entrevistadores do sexo feminino e um do sexo masculino e um editor de dados do sexo masculino. O inquérito foi realizado entre a primeira semana de fevereiro e a terceira semana de agosto de 2006. O relatório final foi publicado em maio de 2007.

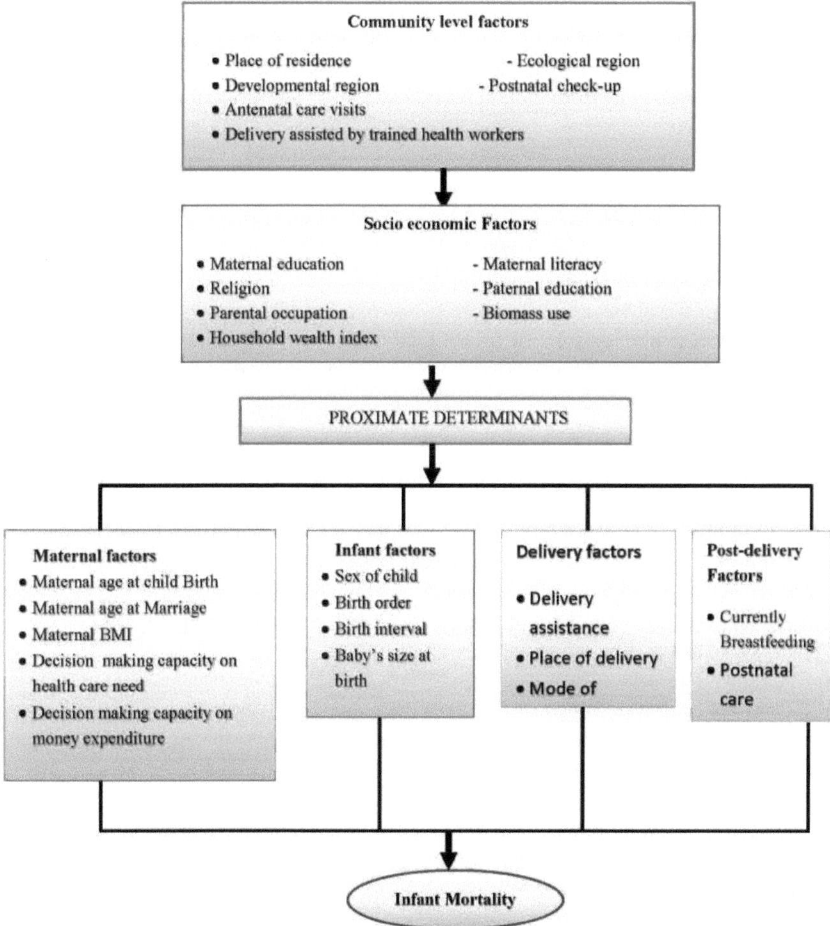

Figura 3.0 Quadros conceptuais para os factores que afectam a mortalidade infantil

Fonte: Adaptado de (Mosley & Chen, 2003)

3.2.5 Enquadramento do estudo

Neste estudo, um modelo de estrutura concetual (Figura 3.0) foi adaptado de Mosley e Chen "modelo de estrutura concetual para o estudo da sobrevivência infantil nos países em desenvolvimento" e foi modificado para atingir os objectivos do estudo (Mosley & Chen, 2003). Os factores (representados pelas variáveis utilizadas na análise dos dados) relacionados com a mortalidade infantil estão agrupados em três níveis, nomeadamente factores comunitários, factores socioeconómicos e factores próximos. Mosley e Chen (2003) previram que os factores de proximidade, por exemplo, factores maternos, factores do bebé, factores do parto e factores pós-parto, influenciariam diretamente a mortalidade infantil e que os factores socioeconómicos e comunitários teriam uma influência indireta.

Titaley et al. (2008) modificaram o quadro concetual de Mosley e Chen no seu estudo sobre "Determinantes da mortalidade neonatal na Indonésia".

Com todos os conceitos-chave reservados, os factores a nível comunitário incluíam a residência (região de eco-desenvolvimento) e os sistemas de cuidados de saúde, ao passo que os factores socioeconómicos e de proximidade incluíam o agregado familiar, a educação e os factores económicos, bem como os factores a nível individual (C. R. Titaley et al., 2008).

3.2.6 Variáveis de resultado (dependentes)

A variável dependente ou de resultado deste estudo é a Mortalidade Infantil. Foi definida como a probabilidade de uma criança morrer antes de completar um ano de idade (<12 meses) num ano ou período específico (Organização Mundial de Saúde, 2014b).

Qualquer morte que ocorra durante o primeiro ano de vida é considerada como mortalidade infantil.

Os dados sobre a mortalidade infantil foram recolhidos por auto-relato através de entrevistas presenciais a mulheres/mães com idades compreendidas entre os 15 e os 49 anos. Foram questionadas sobre a sobrevivência dos seus filhos que nasceram vivos e também sobre a sua idade no momento da morte para os bebés que não sobreviveram, utilizando o WQ.

Neste estudo, a mortalidade infantil foi expressa sob a forma de taxa ou de estado de sobrevivência numa variável binária.

A taxa de mortalidade infantil é simplesmente definida como o número de crianças que morrem antes de atingirem a idade de um ano por cada 1000 nados-vivos, enquanto a mortalidade infantil, como variável de resultado binária do estado de sobrevivência, consistia em "1" para os bebés que morriam antes de completarem um ano de idade após o nascimento e "0" para os bebés que sobreviviam para além de um ano de vida.

3.2.6.1 Extração e análise de dados

Neste estudo, para analisar a mortalidade infantil, foram utilizadas informações do conjunto de dados do registo de "nascimento da criança" dos inquéritos nacionais de 2006 e 2011, que incluíam a criança, a mãe, o pai, características demográficas, biológicas e socioeconómicas. Ambos os inquéritos utilizaram perguntas sobre a história do nascimento para estimar a prevalência da mortalidade infantil: número de crianças nascidas com menos de cinco anos, data de nascimento, estado de sobrevivência (vivo ou morto) no questionário das mulheres. Apenas as informações pertinentes sobre os bebés com menos de um ano (12 meses) de idade e os potenciais factores de exposição à mortalidade infantil foram extraídos dos conjuntos de dados dos registos de nascimento. A fim de tornar a comparação entre os dois inquéritos mais específica e exacta, apenas a informação presente em ambos os inquéritos foi utilizada neste estudo. Além disso, o estudo incluiu apenas os nados-vivos únicos nascidos cinco anos antes dos dois inquéritos. O estudo consistiu num total de 5.836 nados-vivos com 280 óbitos para o IDS 2006 e 5.274 nados-vivos com 241 óbitos para o IDS 2011 no período da infância. A TMI não ponderada foi de 48 e 46 mortes por 1.000 nados-vivos para o IDSN 2006 e IDSN 2011, respetivamente.

3.2.7 Variáveis explicativas (independentes)

As variáveis independentes seleccionadas, juntamente com as definições e as categorias de codificação, estão listadas abaixo na Tabela 3.2. As variáveis utilizadas foram categorizadas em três grupos: Factores a nível comunitário, factores a nível socioeconómico e determinantes próximos, de acordo com o quadro do estudo (Figura 3.0). O grupo de factores a nível comunitário inclui seis variáveis (factores): residência, regiões, regiões ecológicas, cuidados pré-natais, assistência ao parto e cuidados pós-natais.

Da mesma forma, o grupo de factores socioeconómicos é composto por um total de oito variáveis: religião, educação materna, educação paterna, ocupação materna, ocupação paterna, nível de alfabetização materna, índice de riqueza e utilização de biomassa. Da mesma forma, o grupo dos determinantes próximos é composto por 15 variáveis, que foram subdivididas em quatro subgrupos diferentes, a saber: a) factores maternos, b) factores do bebé, c) factores do parto e d) factores pós-parto.

O subgrupo dos factores maternos era constituído por seis variáveis: idade materna no casamento, idade materna no parto, estado civil materno, capacidade de decisão sobre as próprias necessidades de cuidados de saúde, capacidade de decisão sobre as despesas monetárias e índice de massa corporal (IMC) materno; o subgrupo dos factores infantis era constituído por cinco variáveis: Ordem de nascimento, tamanho do nascimento, intervalo de nascimento anterior, intervalo de nascimento posterior e sexo da criança; o subgrupo dos factores do parto era constituído por apenas duas variáveis: modo de parto e local de parto; e, por último, o subgrupo dos factores pós-parto era constituído por apenas uma variável: amamentação atual.

Quadro 3.2 Definição operacional e categorização de variáveis explicativas seleccionadas para o NDHS 2006 e o NDHS 2011

Variables	Definitions and Categorisation
Community level Factors	
Development regions (Administrative)	Developmental regions (1=Far-Western; 2=Mid-Western; 3=Western; 4=Central; 5= Eastern)
Ecological regions	Ecologically defined area. Division according to ecological zone (3=Mountain; 2=Hill; 1=Terai)
Residence	Residence type (1= Urban; 2= Rural)

Antenatal care visits in the cluster	Any antenatal care service received by mother during pregnancy (0=Yes; 1=No)
Delivery assisted by trained health workers in the cluster	Birth assistance during delivery in the cluster (0=Yes/Some; 1=No/None)
Postnatal check-up/care received by mothers in the cluster	Postnatal check-up by mothers after delivery (0=Yes; 1=No)
Socio Economic factors	
Maternal education	Maternal formal years of schooling/education (0=No education; 1=primary; 2=secondary; 3= Higher)
Paternal education	Father's formal years of schooling/education (0=No education; 1=primary; 2=secondary; 4= Higher)
Religion	Religion of parents (1=Hindu; 2=Buddhist; 3=Muslim; 4=Christian/Kirat/other)
Maternal literacy	Mother's literacy level (1=able to read whole sentence or only parts; 2=unable to read at all)
Paternal occupation	Father's employment status (0=Unemployed; 1=Employed; 2=Don't know)
Maternal occupation	Mother's employment status (0=Unemployed; 1=employed)
Wealth index	Household index of amenities/families economic status (1=Poorest; 2=Poorer; 3=Middle; 4=Richer; 5=Richest)
Biomass use (cooking fuel)	Types of cooking fuel used in the family (1=relatively non-polluting; 2=relatively high polluting)
Proximate Determinants (Maternal Factors)	
Mother's age at child birth	Maternal age at childbirth as categorical

	variable (1=<16 years; 2=17-21 years; 3= ≥22 years)
Mother's age at marriage	Maternal age at first marriage as categorical variable (1=<16 years; 2=17-21 years; 3= ≥22 years)
Maternal Marital Status	Maternal marital status (0=never married; 1=Currently married; 2=Widowed; 3= Divorced/Separated)
Decision making on own health care need	Decision making capacity of mothers on her own health care needs (1= Respondent alone; 2= Respondent and husband/partner/other; 3= Husband/partner alone; 4= Someone else)
Decision making capacity on money expenditure	Decision making capacity of mothers on money expenditure. (1=Respondent alone; 2=Respondent and husband/partner/other; 3= Husband/partner alone; 4=Someone else)
Maternal BMI (kg/m^2)	Maternal BMI as per **WHO** classification (1=Underweight (<18.50); 2=Normal range (18.50-24.99); 3= Overweight/Obese- at risk (>25.0) Maternal BMI **Asian** (1=Underweight (<18.49); 2=Normal range (18.5-24.99); 3= Overweight/Obese- at risk (>25.0)
Proximate Determinants (Infant Factors)	
Sex of child	Sex of infant (0=Male; 1= Female)
Birth order/rank	Birth rank of infant as a categorical variable (1=1st birth rank; 2=2nd or 3rd birth rank; 3=≥4th birth rank)
Birth interval	**Succeeding** birth interval (0=≤24 months; 1=>24 months)

	Preceding birth interval (0=≤24 months; 1=>24 months)
Baby's size at birth (Birth size defined by baby's birth weight)	Subjective assessment of the respondent on the baby's birth size {1=very large/larger than average (>3000 gm); 2= average (2500 to 3000 gm); 3= very small/smaller than average (<2500gm)}
Proximate Determinants (Delivery Factors)	
Place of delivery	Delivery place (0=Home; 1= Health Facility)
Mode of delivery	Mode of delivery (1= Non-caesarean section/Normal/vaginal; 2= caesarean section)
Delivery assistant by	Type of delivery assistance (1=Professionals (Doctors, Nurses and Midwives; 2-Traditional births attendants (TBAs); 3=combined; 4=No assistance)
Proximate Determinants (post-delivery Factors)	
Currently Breastfeeding	Breastfeeding status during the time of interview (1=yes; 2=No)

3.2.8 Análise estatística

A análise estatística efectuada nesta tese decorreu em três fases:

Em primeiro lugar, foi efectuada uma análise descritiva sumária univariada e uma análise bivariada para obter a TMI, a OR bruta e o respetivo Intervalo de Confiança a 95% (IC 95%). Em segundo lugar, uma análise primária de regressão logística múltipla para explorar a associação entre cada conjunto de factores dos três grupos (Comunitário, Socioeconómico e Proximal) e a mortalidade infantil, respetivamente, e, em terceiro lugar, uma análise global de regressão logística múltipla para explorar uma associação hierárquica entre os factores dos três grupos e a mortalidade infantil.

Na primeira fase, a prevalência da mortalidade infantil e os factores associados à mortalidade infantil foram descritos utilizando a tabulação de frequências. Para explorar a associação entre a mortalidade infantil e os preditores categóricos de interesse, foi realizado um teste de qui-quadrado (%2) e uma análise de regressão logística binária simples para obter o odds ratio bruto não ajustado e o IC de 95% correspondente.

Na segunda fase, foi realizada uma análise de regressão logística múltipla com um método de eliminação para trás para identificar preditores estatisticamente significativos da mortalidade infantil e foi ajustado um modelo parcimonioso para cada conjunto de factores dos três grupos (Comunidade, Socioeconómico e Proximal), separadamente. Nesta fase, foi utilizado um nível de significância mais

liberal, de 10%, para encontrar todos os factores potenciais possíveis.
Finalmente, na terceira fase, foi realizada uma análise de regressão logística múltipla para avaliar o impacto hierárquico dos indicadores ao nível da comunidade, dos factores socioeconómicos e dos determinantes próximos na sobrevivência infantil. Os três conjuntos de preditores significativos encontrados nesta fase foram introduzidos no modelo, um após o outro, a partir do nível da comunidade, depois do nível socioeconómico e, por último, do nível de proximidade. O efeito destes factores na mortalidade infantil foi avaliado e, para cada etapa da modelização, os factores significativos obtidos foram retidos para a etapa seguinte da modelização, tendo o modelo final sido obtido através de um método de regressão por eliminação retrospetiva. No final, este processo de modelação de regressão hierárquica foi repetido para os conjuntos de dados de 2006 e 2011 separadamente. Com base no modelo final, foram obtidos e comunicados os rácios de probabilidades ajustados (AOR) de morrer durante o período da infância, com os respectivos IC de 95%. Neste estudo, foi aplicada uma abordagem de análise de amostras complexas para ajustar a probabilidade de seleção desigual devido à amostragem estratificada por conglomerados em vários estádios. Foram utilizadas variáveis adequadas de estratos, grupos e pesos para calcular erros-padrão e intervalos de confiança adequados no procedimento de análise de amostras complexas.
As análises estatísticas foram efectuadas utilizando o IBM SPSS Statistics for Windows, Versão 22.0 (IBM Corp. Lançado em 2011. Armonk, NY: IBM Corp USA). Todos os testes foram bicaudais e um valor de p inferior a 0,05 foi considerado estatisticamente significativo.

3.3 Questões éticas

Os Inquéritos Demográficos e de Saúde do Nepal foram aprovados pelo Conselho de Investigação em Saúde do Nepal, Nepal, e pelo Conselho de Revisão Institucional da ICF Macro em Calverton, Maryland, EUA. Antes do início de cada entrevista, foi obtido o consentimento de todos os inquiridos. Para este estudo, foi obtida aprovação ética do Comité de Ética em Investigação Humana da Universidade de Curtin, nível C (baixo risco), Escola de Saúde Pública (número de aprovação: RDHS-34-15). Foi também obtida autorização da Macro International (agência de investigação) para utilizar os conjuntos de dados e efetuar análises adicionais. Os inquiridos foram registados anonimamente para garantir a confidencialidade.

CAPÍTULO 4

RESULTADOS

O capítulo quatro descreve os resultados da análise estatística com base nas informações de bebés nascidos vivos únicos nos cinco anos anteriores ao NDHS 2006 e 2011, separadamente. Este capítulo apresenta os principais resultados para as variáveis a nível comunitário, a nível socioeconómico e a nível individual ou próximo. Este capítulo começa com uma descrição geral dos nascimentos nos cinco anos anteriores aos inquéritos, de acordo com os factores incluídos no estudo.

4.1 Características dos nascimentos

As tabelas 4.1 e 4.2 mostram as estatísticas descritivas dos bebés nascidos cinco anos antes dos DHS 2006 e 2011, respetivamente. As explicações detalhadas para cada fator em ambos os inquéritos são discutidas nos parágrafos subsequentes, de acordo com as variáveis seleccionadas nos níveis comunitário, socioeconómico e próximo.

4.1.1 NDHS 2006

4.1.1.1 Factores a nível comunitário

A Tabela 4.1 (a) apresenta um resumo das características por factores ao nível da comunidade para bebés únicos e suas mães, extraído do inquérito de 2006. Houve um total de 5836 bebés únicos, dos quais 280 foram registados como mortos. Considerando a região de desenvolvimento, a percentagem mais elevada de nascimentos de bebés foi registada nas regiões centrais (32,4%), enquanto a mais baixa foi registada nas regiões do centro-oeste (12,8%). Do mesmo modo, entre as regiões ecológicas, o Terai e a Montanha registaram a maior (49,8%) e a menor (8,7%) percentagem de bebés, respetivamente. Além disso, 87,6% dos bebés nasceram em zonas rurais, enquanto apenas 12,6% nasceram em zonas urbanas.

Além disso, também se observaram diferenças na cobertura dos cuidados pré-natais maternos e da assistência ao parto. Verificou-se que 71,8% das mães receberam ANC e cerca de 94% dos bebés nasceram de mães que receberam algum tipo de assistência ao parto. Do mesmo modo, a maioria (89,5%) dos bebés nasceu de mães que receberam serviços de PNC.

4.1.1.2 Factores de nível socioeconómico

Relativamente ao nível de escolaridade dos pais, registou-se que a maioria dos bebés (63,1%) nasceu de mães sem escolaridade. No entanto, 25,4% dos bebés nasceram de pais sem instrução e 37,3% de pais com o ensino secundário completo. Quanto ao nível de literacia das mães, observou-se que 45,9% dos nascimentos foram registados em mães que sabiam ler partes ou frases inteiras, enquanto 54,1% foram registados em mães que não sabiam ler nada.

Cerca de 83% dos bebés nasceram de mães empregadas, enquanto 96,7% nasceram de pais empregados. A Tabela 4.1 (b) mostra que 46,9% dos bebés nasceram na família mais pobre ou mais pobre e 33,4% nasceram na família mais rica ou mais rica. A maioria (85%) dos bebés nasceu em famílias de religião hindu, enquanto 7,3% eram budistas, 5,2% eram muçulmanos e 0,9% eram cristãos ou outros. Além disso, 89,9% das crianças nasceram num agregado familiar que utilizava uma biomassa ou combustível de cozinha altamente poluente.

4.1.1.3 Factores de nível aproximado

Mais de metade dos bebés nasceram de mães que se casaram antes dos 16 anos (51,9%) e quase outra metade de mães que se casaram entre os 17 e os 21 anos (41,8%) (Tabela 4.1(c)). Embora a maioria das mães tenha casado antes dos 16 anos, apenas 13,5% dos bebés nasceram de mães com menos de

16 anos, enquanto a maioria (68%) nasceu de mães com idades compreendidas entre os 17 e os 21 anos. Além disso, 98,6% dos bebés nasceram de mães atualmente casadas. Relativamente à capacidade de decisão das mães, apenas 21,7% dos bebés nasceram de mães capazes de tomar decisões sozinhas sobre as suas próprias necessidades de cuidados de saúde, enquanto 24,8% nasceram de mães cujas decisões foram tomadas em conjunto com o parceiro/marido e 33,4% de mães cujas decisões foram tomadas principalmente pelo marido ou parceiro. Embora 30,9% dos bebés tenham nascido de mães que podiam tomar as suas próprias decisões em matéria de despesas monetárias, mais de metade (53,2%) nasceram de mães cujas decisões eram tomadas em conjunto com o marido/companheiro ou outro e 12,2% nasceram de mães cujas decisões eram tomadas apenas pelo marido ou companheiro. Em 2006, 67,6% das mães tinham níveis normais de IMC (IMC: 18,49-24,99 kg/m^2), 25,6% tinham peso a menos (IMC: < 18,5 kg/m^2) e 6,8% tinham excesso de peso ou obesidade (IMC: >25,00 kg/m^2).

A maioria dos bebés era do sexo masculino (51,4%) e 42,9% dos bebés nasceram da segunda ou terceira ordem de nascimento e 27,6% da quarta ou mais do que quarta ordem de nascimento. Cerca de 68,3% dos bebés nasceram mais de dois anos após o nascimento anterior, enquanto 58,9% dos bebés tiveram um intervalo de nascimento posterior superior a dois anos. Cerca de 58,2% dos bebés nasceram com peso médio à nascença, enquanto 23,1% eram muito grandes ou maiores do que a média e 18,7% eram muito pequenos ou mais pequenos do que a média.

A Tabela 4.1 (c) mostra também que cerca de 82% dos bebés nasceram em casa; no entanto, quase todos os bebés nasceram de parto normal (97,5%). Um total de 69,1% dos bebés eram amamentados à data da entrevista. Relativamente à assistência ao parto, 17,9% dos nascimentos foram assistidos por profissionais (médicos, enfermeiras e parteiras) e a maioria (71,8%) foi assistida por parteiras tradicionais durante o parto.

Quadro 4.1 (a, b, c) Taxa de mortalidade infantil (TMI) por características de fundo seleccionadas na população do Nepal, 2006 (Total: 5836)

a. Factores a nível comunitário

Community level Factors				
Variables	**N**	**N* (%)**	**IMR***	**P value**
Region (5836)				0.007
Far-Western	1097	896 (15.3)	60	
Mid-Western	1022	745 (12.8)	65	
Western	1019	1095 (18.8)	30	
Central	1447	1893 (32.4)	34	
Eastern	1251	12.720.7)	35	
Ecological Region(5836)				0.003
Terai	2682	2909 (49.8)	45	
Hill	2282	2421 (41.5)	30	
Mountain	872	505 (8.7)	78	
Residence (5836)				0.062
Urban	1343	734(12.6)	30	
Rural	4493	3102(87.6)	43	
Maternal Antenatal care visits (2946)				0.001
Yes	2078	2116 (71.8)	17	
No	868	830 (28.2)	35	
Delivery assisted (4494)				0.013
Yes	4151	4211 (93.7)	40	
No	343	142 (6.3)	74	

Post-natal care (maternal) (734)				0.258
Yes	644	657 (89.5)	21	
No	90	77 (10.5)	42	

*ponderado

b. Factores de nível socioeconómico

Socioeconomic level Factors				
Variables	**N**	**N* (%)**	**IMR***	**P value**
Maternal education (5836)				0.012
No education	3708	3682(63.1)	48	
Primary	978	999(17.1)	37	
Secondary	1150	1154(19.8)	23	
Partner's education (5836)				0.048
No education	1431	1485(25.4)	53	
Primary	1712	1758(30.1)	41	
Secondary	2236	2174(37.3)	37	
Higher	457	419(7.2)	25	
Religion (5836)				0.383
Hindu	5084	4962(85)	43	
Buddhist	366	427(7.3)	21	
Muslim	235	304(5.2)	43	
Kirat	102	91 (1.6)	46	
Christian/others	49	52 (0.9)	51	
Maternal literacy (5836)				0.025
Able to read parts or whole sentence	2654	2678 (45.9)	33	
Unable to read at all	3185	3158 (54.1)	48	
Partner's occupation(5836)				0.379
Unemployed	31	26 (0.4)	23	
Employed	5643	5643 (96.7)	42	
Don't Know	162	167 (2.9)	22	
Maternal occupation(5836)				0.002
Unemployed	936	1010 (17.3)	22	
Employed	4900	4826 (82.7)	48	
Biomass use(5836)				0.001
Relatively non-polluting	497	590 (10.1)	10	
Relatively high polluting	5339	5246 (89.9)	45	
Wealth Index(5836)				0.094
Poorest	1636	1462 (25.1)	52	
Poorer	1259	1273 (21.8)	38	
Middle	1022	1148 (19.7)	51	
Richer	1021	1010 (17.2)	30	
Richest	898	943 (16.2)	28	

*Ponderado

c. Factores de nível aproximado

Proximate level Factors				
Variables	**N**	**N* (%)**	**IMR***	**P value**
Maternal Factors				
Mother's age at Marriage (cat)(5836)				0.063
<16 years	2998	3026 (51.9)	46	
17-21 years	2476	2441 (41.8)	38	
>22 years	362	369 (6.3)	22	

Maternal age at Child Birth (cat) (5836)				0.104
<16 years	820	786 (13.5)	53	
17-21 years	3927	3967(68)	42	
>22 years	1089	1084 (18.5)	30	
Mother marital status (5836)				0.532
Married	5758	5755 (98.6)	42	
Widowed	48	46 (0.8)	23	
Divorced/Separated	30	35 (0.6)	20	
Decision making on own health care need (5836)				0.007
Respondent alone	1271	1264 (21.7)	24	
Respondent and husband/partner/other	1391	1448 (24.8)	37	
Husband/Partner alone	1954	1951 (33.4)	53	
Someone else	1220	1173 (20.01)	46	
Decision making capacity on money expenditure (1343)				0.052
Respondent alone	417	415 (30.9)	31	
Respondent and husband/partner/other	708	715 (53.2)	56	
Husband/Partner alone	166	163 (12.2)	54	
Someone else	52	49 (3.7)	135	
Maternal BMI (Asian) (5836)				0.064
Underweight <18.49	1434	1495 (25.6)	46	
Normal range 18.5-24.99	4046	3946 (67.6)	42	
Overweight/obsess >=25.00	356	396 (6.8)	18	
Infant Factors				
Sex of child (5836)				0.419
Male	2991	3000 (51.4)	39	
Female	2845	2836 (48.6)	44	
Birth order (5836)				0.004
1st birth rank	1710	1724 (29.5)	56	
2nd or 3rd birth	2467	2504 (42.9)	31	
>4th birth rank	1659	1608 (27.6)	43	
Preceding Birth Interval (4243)				0.001
<=24 months	1356	1343 (31.7)	57	
>24 months	2887	2900 (68.3)	26	
Succeeding Birth Interval (2633)				0.001
<=24 months	1080	1083 (41.1)	131	
>24 months	1553	1550 (58.9)	26	
Baby's size at birth (4494)				0.013
Very large or Larger than average	990	1036 (23.1)	34	
Average	2637	2617 (58.2)	37	
Very small or Smaller than average	867	841 (18.7)	64	
Delivery Factors				

Place of delivery (4494)				0.016
Home	3701	3688 (82.1)	45	
Health Facility	793	806 (17.9)	26	
Deliver Assisted by (4494)				0.001
Professional	781	803 (17.9)	22	
TBA	3212	3225 (71.8)	40	
Combined	158	183 (4.1)	113	
No assistance	343	283 (6.3)	74	
Mode of delivery (4494)				0.045
Normal (non-caesarean section)	4400	4381(97.5)	42	
Caesarean Section	94	113(2.5)	12	
Currently breastfeeding (5836)				0.001
Yes	4077	4031 (69.1)	34	
No	1759	1805 (30.9)	58	

*ponderado

4. 1.2 IDS 2011

4.1.2.1 Factores a nível comunitário

À semelhança do NDHS 2006, a Tabela 4.2 (a) apresenta um resumo das características dos bebés nascidos vivos únicos e das suas mães extraídas do inquérito de 2011, em relação a cada um dos factores ao nível da comunidade. Houve 5.274 bebés únicos, dos quais 241 morreram durante o período da infância. O mais alto, cerca de 32% dos nascimentos, ocorreu na região Central e o mais baixo, apenas 11,7%, ocorreu na região do Extremo-Oeste. No que respeita à distribuição ecológica, mais de metade dos nascimentos foram registados na região do Terai (51,9%), enquanto apenas 7,9% foram registados na região montanhosa. Apenas um em cada dez bebés (9,6%) nasceu em zonas urbanas, enquanto 90,4% nasceram em zonas rurais. Observou-se que 81,8% dos bebés nasceram de mães que visitaram a clínica pré-natal para controlo, o que representa um aumento substancial em comparação com a proporção registada nas consultas de ANC de 2006. No entanto, foi registado que apenas 41,6% das mães fizeram exames pós-natais. No que respeita à assistência ao parto, 96,6% dos bebés nasceram com algum tipo de assistência durante o parto.

4.1.2.2 Factores de nível socioeconómico

Os Quadros 4.2 (b) apresentam as influências dos factores socioeconómicos nas características dos bebés e das mães. O nível de instrução é um deles. Cerca de 50% dos bebés nasceram de mães que não tinham instrução. Percentagens relativamente mais elevadas (55,1%) de bebés nasceram de mães que sabiam ler partes ou frases inteiras, em comparação com o inquérito de 2006, que apresenta um valor de 45,9%. Em comparação com o inquérito de 2006, o nível de instrução paterna no inquérito de 2011 não registou melhorias consideráveis, com 24,1% dos bebés nascidos de pais sem instrução. Quase todos os bebés nasceram de pais empregados, enquanto 74,5% dos bebés nasceram de mães empregadas. Além disso, 27,2% e 22,3% dos bebés nasceram em famílias mais pobres e mais pobres, respetivamente. Cerca de dois terços dos bebés (74,1%) nasceram num agregado familiar que utilizava combustível de biomassa relativamente não poluente (combustível para cozinhar).

4.1.2.3 Factores de nível proximal

A Tabela 4.2 (c) mostra que quase todos os bebés (98,8%) nasceram de mães casadas. Cerca de 84,6% dos bebés nasceram de mães que tinham menos de 21 anos na altura do parto. No que diz respeito à capacidade de decisão sobre as suas próprias necessidades de cuidados de saúde, apenas 24,6% das mães podiam tomar as suas próprias decisões em matéria de cuidados de saúde, no entanto, 49,8% podiam tomar decisões apenas sobre despesas monetárias, o que indica uma melhoria comparativamente melhor do que no inquérito de 2006 (30,9%). Da mesma forma, 70,1% das mães estavam dentro do intervalo normal de IMC (18,5-24,99 kg/m^2), enquanto 19,7% e 10,2% tinham baixo peso (<18,49 kg/m^2) e mães com excesso de peso ou obesas (≥25 kg/m^2), respetivamente.

Observou-se que 51,6% dos bebés eram do sexo masculino, 33% dos bebés eram primogénitos e 22,8% eram nascimentos pertencentes à quarta ordem ou a uma ordem superior. Cerca de 74,9% dos bebés nasceram com um intervalo de nascimento anterior superior a 24 meses; no entanto, foi um pouco mais baixo, 61,0% dos nascimentos foram com um intervalo de nascimento posterior superior a 24 meses, em comparação com o NDHS 2006. Em relação ao NDHS 2006, observou-se uma ligeira melhoria no tamanho do bebé à nascença. Cerca de 66,0% dos bebés nasceram com peso médio à nascença, enquanto 16,3% nasceram com um tamanho superior à média e 11,9% nasceram com um tamanho inferior à média. Quase o dobro da proporção de 17,9% no NDHS 2006, 33,8% dos bebés nasceram em unidades de saúde. Ainda assim, dois terços dos bebés (66,2%) nasceram em casa. Entre os bebés extraídos do NDHS 2011, 95,7% tiveram parto normal (sem cesariana). Em relação aos factores pós-parto, o aleitamento materno tem uma influência significativa. À semelhança da prevalência registada no INE 2006, 65,9% das crianças eram amamentadas.

Quadro 4.2 (a, b, c) Taxa de Mortalidade Infantil (TMI) por características de fundo seleccionadas na população do Nepal, 2011 (Total: 5274)

a. Factores a nível comunitário

Community level Factors				
Variables	**N**	**N* (%)**	**IMR***	**P value**
Region (5274)				0.582
Far-Western	1022	617 (11.7)	54	
Mid-Western	1189	783 (14.9)	42	
Western	745	946 (17.9)	47	
Central	1122	1678 (31.8)	43	
Eastern	1187	1249 (23.7)	37	
Ecological Region (5274)				0.001
Terai	2121	2740 (51.9)	41	
Hill	2148	2117 (40.1)	44	
Mountain	1005	418 (7.9)	61	
Residence (5274)				0.022
Urban	1098	505 (9.6)	40	
Rural	4176	4770 (90.4)	44	
Maternal Antenatal care visits (2994)				0.036
Yes	2507	2510 (81.8)	20	
No	487	484 (16.2)	38	
Delivery assisted (4183)				0.085
Yes	4003	4042 (96.6)	42	
No	180	141(3.4)	78	
Maternal PNC (2994)				0.189
Yes	1254	1246 (41.6)	18	
No	1740	1748 (58.4)	26	

*ponderado

b. Factores de nível socioeconómico

Socioeconomic level Factors				
Variables	N	N* (%)	IMR*	P value
Maternal education (5274)				0.356
No education	2618	2644 (50.1)	49	
Primary	1048	1087 (20.6)	43	
Secondary	1360	1360 (24.9)	36	
Higher	248	229 (4.4)	28	
Partner's education (5274)				0.010
No education	1121	1269 (24.1)	57	
Primary	1372	1339 (25.4)	52	
Secondary	1360	2163 (41)	35	
Higher	562	471 (8.9)	21	
DK	21	32 (0.6)	77	
Religion (5274)				0.617
Hindu	4515	4349 (82.5)	44	
Buddhist	401	433 (8.2)	58	
Muslim	213	349 (6.6)	30	
Kirat	42	71 (1.3)	0	
Christian/other	73	73 (1.4)	22	
Maternal literacy (5274)				0.017
Able to read parts or whole sentence	3049	2905 (55.1)	36	
Unable to read at all	2225	2369 (44.9)	53	
Paternal occupation (5274)				0.905
Unemployed	0	0 (0)	0	
Employed	5194	5160 (97.8)	44	
Don't Know	80	114 (2.2)	40	
Maternal occupation (5274)				0.726
Unemployed	1134	1348 (25.5)	46	
Employed	4140	3926 (74.5)	43	
Biomass use (5274)				0.050
Relatively non-polluting	4046	3909 (74.1)	43	
Relatively high polluting	806	748 (14.2)	29	
Others	422	617 (11.7)	62	
Wealth Index (5274)				0.610
Poorest	1717	1427 (27.1)	48	
Poorer	1084	1176 (22.3)	44	
Middle	909	1069 (20.3)	45	
Richer	812	890 (16.9)	45	
Richest	752	712 (13.5)	30	

*Ponderado

c. Factores de nível aproximado

Proximate level Factors				
Variables	N	N* (%)	IMR*	P value
Maternal Factors				
Mother's age at child birth (5274)				0.092
<16 years	804	692 (24.6)	49	
17-21 years	3224	2510 (60.0)	47	
>22 years	1249	1345 (25.5)	30	

Mother's age at Marriage (5274)				0.466
<16 years	2447	2566 (48.7)	48	
17-21 years	2360	2229 (42.3)	39	
>22 years	467	480 (9.1)	39	
Mother marital status (5274)				0.871
Married	5209	5210 (98.8)	44	
Widowed	51	51 (1.0)	47	
Divorced/separated	14	16 (0.3)	25	
Decision making on own health care need(5209)				0.370
Respondent alone	1213	1282 (24.6)	45	
Respondent and husband/partner/other	1972	1897 (36.4)	37	
Husband/Partner alone	1339	1248 (23.9)	45	
Someone else/others	685	781 (15)	55	
Decision making capacity on money expenditure (895)				0.455
Respondent alone	421	445 (49.8)	25	
Respondent and husband/partner	387	359 (40.1)	29	
Husband/Partner alone	66	71 (7.9)	59	
Someone else	21	20 (2.2)	57	
Maternal BMI (Asian) (2557)				0.493
Underweight <18.49	448	503 (19.7)	34	
Normal range 18.5-24.99	1838	1792 (70.1)	39	
Overweight/obsess>=25	271	263 (10.2)	56	
Infant Factors				
Sex of child (5274)				0.212
Male	2731	2721 (51.6)	47	
Female	2543	2553 (48.4)	40	
Birth order (5274)				0.272
1st birth rank	1712	1755 (33.3)	51	
2nd or 3rd birth	2329	2319 (44.0)	40	
>4th birth rank	1233	1200 (22.8)	39	
Preceding Birth Interval (3562)				0.009
<=24 months	891	893 (25.1)	64	
>24 months	2671	2669 (74.9)	31	
Succeeding Birth Interval (1837)				0.001
<=24 months	694	717 (39.0)	151	
>24 months	1142	1120 (61.0)	41	
Baby's size at birth (4183)				0.004
Very large/ larger than average	789	767 (18.3)	29	
Average	2664	2761 (66.0)	41	
Very small/ smaller than average	730	655 (15.7)	70	
Delivery Factors				
Place of delivery (4183)				0.316
Home	2472	2768 (66.2)	46	
Health Facility	1441	1415 (33.8)	38	

Delivery Assisted by (4183)				0.437
Professional	1371	1353 (32.3)	39	
TBA	2366	2392 (57.2)	45	
Combined	266	297 (7.1)	36	
No assistance	180	141 (3.4)	78	
Mode of delivery (4183)				0.018
Normal (Non-Caesarean)	4002	4004 (95.7)	45	
Caesarean Section	181	179 (4.3)	11	
Currently Breastfeeding (5774)				0.002
Yes	3470	3426 (65.9)	36	
No	1804	1798 (34.1)	57	

*Ponderado

4.2 Estimativa da taxa de mortalidade infantil

A TMI ponderada, tal como mencionado no capítulo anterior, foi calculada como o número total de mortes ocorridas entre bebés desde o nascimento até ao período de 12 meses (período da infância) por 1.000 nados vivos, tendo em conta os pesos de amostragem. A TMI global ponderada foi de 48 e 46 por 1.000 nados-vivos para os NDHS 2006 e 2011, respetivamente. As Tabelas 4.1 (a, b, c) e Tabelas 4.2 (a, b, c) também mostram a TMI ponderada por comunidade, variáveis socioeconómicas e próximas para ambos os inquéritos.

4.2.1 NDHS 2006 (Quadro 4.1)

4.2.1.1 Factores a nível comunitário [Quadro 4.1 (a)]

As regiões de desenvolvimento do Centro-Oeste apresentaram a maior TMI de 65 mortes por 1.000 nados-vivos, enquanto as regiões ocidentais apresentaram a menor TMI de 30 por 1.000 nados-vivos (p=0,007). Se considerarmos a região ecológica, as regiões montanhosas registaram a taxa mais elevada de 78 mortes por 1 000 nados-vivos, enquanto as regiões montanhosas registaram apenas 30 mortes por 1 000 nados-vivos, o que indica uma diferença significativa entre as regiões ecológicas em 2006 (p=0,003). Do mesmo modo, as zonas rurais do Nepal registaram uma TMI mais elevada de 43 mortes por 1000 nados-vivos em comparação com as zonas urbanas (30 mortes por 1000 nados-vivos, p=0,062). Entre os bebés cujas mães visitaram os serviços de cuidados pré-natais, a TMI foi significativamente inferior a metade em comparação com a dos bebés cujas mães não frequentaram os serviços de CPN (CPN sim: 17 por 1000 nados-vivos vs CPN não: 35 mortes por 1000 nados-vivos, p=0,001). Além disso, a TMI para os bebés nascidos sem qualquer assistência foi significativamente mais elevada, com 74 mortes por 1000 nados vivos, em comparação com os nascidos com alguma assistência (40 mortes por 1000 nados vivos, p=0,013). Registaram-se 42 mortes por 1 000 nados-vivos entre os bebés nascidos de mães que não receberam cuidados pós-natais, em comparação com 21 mortes por 1 000 nados-vivos para as que receberam PNC (p=0,189).

4.2.1.2 Factores socioeconómicos [Quadro 4.1 (b)]

Os bebés nascidos de mães que não tinham qualquer educação tiveram a taxa de mortalidade mais elevada e os nascidos de mães que tinham completado o nível secundário de educação tiveram a taxa mais baixa (sem educação: 48 mortes vs. ensino secundário: 23 mortes por 1 000 nados-vivos, p=0,012). Também se registou um efeito semelhante da escolaridade do pai (sem escolaridade: 53 mortes vs ensino superior: 37 mortes por 1000 nados-vivos, p=0,048). A TMI dos bebés nascidos de mães analfabetas foi de 48 por 1000 nados vivos, o que é significativamente superior à dos bebés cujas mães sabiam ler partes ou frases inteiras (33 mortes por 1000 nados vivos, p=0,025). A TMI encontrada entre os grupos religiosos não teve diferença significativa; no entanto, foi encontrada uma taxa de mortalidade mais elevada entre os bebés nascidos de mães cristãs, com 56 mortes por 1000 nados-vivos, enquanto a taxa mais baixa, de 21 mortes por 1000 nados-vivos, foi encontrada entre os bebés de mães budistas.

Em termos de ocupação, observou-se que a TMI foi significativamente mais elevada nos bebés nascidos de mães empregadas, com 48 mortes por 1000 nados-vivos, em comparação com aqueles cujas mães estavam desempregadas (22 mortes por 1000 nados-vivos, p=0,002). Verificou-se uma tendência semelhante para o estatuto profissional do parceiro. Verificou-se uma taxa de mortalidade muito mais elevada entre os bebés nascidos nas famílias mais pobres, com 52 óbitos por 1000 nados-vivos, em comparação com os nascidos nas famílias mais ricas, com 28 óbitos por 1000 nados-vivos (p=0,094). Verificou-se uma grande diferença na TMI entre os bebés cujas mães cozinhavam com combustível de biomassa relativamente poluente (45 mortes por 1000 nados vivos) e aqueles cujas mães cozinhavam com combustível relativamente não poluente (10 mortes por 1000 nados vivos, p<0,001).

4.2.1.3 Factores de proximidade [Quadro 4.1 (c)]

Em comparação com outros grupos etários, a TMI foi mais elevada entre os bebés cujas mães casaram quando tinham menos de 16 anos de idade (46 mortes por 1000 nados-vivos, p=0,063), enquanto, de forma semelhante, se observou uma TMI mais elevada entre os bebés cujas mães deram à luz o seu primeiro filho numa idade inferior a 16 anos (53 mortes por 1000 nados-vivos, p=0,104). Observou-se que os bebés nascidos de mães casadas tinham uma TMI mais elevada, de 42 óbitos por 1000 nados vivos, em comparação com os nascidos de mães viúvas ou separadas (p=0,532). Entre os bebés que nasceram em agregados familiares onde as decisões sobre os cuidados de saúde maternos eram tomadas apenas pelo marido ou companheiro, a taxa de mortalidade foi a mais elevada, com 53 mortes por 1000 nados-vivos (p=0,007). Foi observada uma tendência semelhante de uma TMI mais elevada de 135 mortes por 1000 nados-vivos entre os bebés nascidos em agregados familiares em que as decisões sobre as despesas monetárias eram tomadas por outra pessoa (p=0,052). No que diz respeito ao IMC materno, foi registada uma taxa de mortalidade relativamente mais elevada (46 por 1.000 nados-vivos, p=0,067) para os bebés cuja mãe tinha peso a menos (<18,5 kg/m^2).

Embora a TMI entre os bebés do sexo feminino (44 mortes por 1000 nados-vivos) tenha sido superior à dos bebés do sexo masculino (39 mortes por 1000 nados-vivos), a diferença não foi estatisticamente significativa (p=0,419). Verificou-se que a ordem de nascimento e o intervalo de nascimento estão significativamente associados à TMI. Os bebés que nasceram pela primeira vez (56 por 1 000 nados vivos) e os que nasceram na ordem de nascimento 4th ou superior (43 por 1 000 nados vivos) tiveram uma TMI mais elevada em comparação com os que nasceram na ordem 2nd ou 3rd (31 por 1 000 nados vivos). Da mesma forma, os bebés que tiveram um intervalo de nascimento anterior de menos de 24 meses entre os seus irmãos tiveram uma taxa de mortalidade mais elevada de 57 mortes por 1000 nados vivos (p=0,001). Do mesmo modo, verifica-se que os intervalos de nascimento sucessivos inferiores a 24 meses aumentam a mortalidade infantil (131 óbitos por 1000 nados vivos, p<0,001). Quanto ao tamanho do bebé à nascença, os bebés nascidos com tamanho grande ou muito grande (34 por 1000 nados vivos) ou médio (37 por 1000 nados vivos) tiveram taxas de mortalidade mais baixas do que os bebés nascidos com tamanho muito pequeno ou menor do que a média (64 mortes por 1000 nados vivos, p=0,013).

A mortalidade foi relativamente mais elevada entre os bebés que tiveram o parto em casa, com 45 mortes por 1000 nados-vivos, em comparação com os que tiveram o parto na unidade de saúde (p=0,016). Também se verificou que a assistência durante o parto teve um efeito protetor altamente significativo na redução da mortalidade infantil (p=0,001). Os bebés cujo parto foi realizado por profissionais tiveram uma TMI inferior de 22 mortes por 1000 nados-vivos, em comparação com os bebés cujo parto foi realizado por parteiras tradicionais (40 por 1000 nados-vivos) e os que não receberam qualquer assistência (74 mortes por 1000 nados-vivos). Em comparação com os partos por cesariana, as crianças que nasceram de parto normal tiveram uma TMI mais elevada de 42 por 1000 nados vivos (p=0,045). O estado de aleitamento materno foi um forte fator de previsão da TMI (p=0,001). Os bebés atualmente amamentados tiveram uma TMI mais baixa, com 34 mortes por 1000 nados vivos, em comparação com 58 mortes por 1000 nados vivos entre os que não foram amamentados.

4.2.2 NDHS 2011 (Quadro 4.2)

4.2.2.1 Factores a nível comunitário [Quadro 4.2 (a)]

Contrariamente aos resultados do NDHS 2006, a região de desenvolvimento do Extremo-Oeste registou a TMI mais elevada (54 mortes por 1 000 nados-vivos), enquanto as regiões orientais ainda registaram a mais baixa, com 37 mortes por 1 000 nados-vivos, com base no NDHS 2011. Relativamente à região ecológica, à semelhança do NDHS 2006, a região montanhosa registou a TMI mais elevada, com 61 mortes por 1000 nados-vivos (p=0,001). Além disso, em comparação com aqueles que viviam em áreas urbanas, os bebés que viviam em áreas rurais tiveram uma taxa de mortalidade mais elevada de 44 mortes por 1.000 nados vivos (p=0,022). Verificou-se que a utilização de serviços de saúde a nível comunitário tinha um efeito protetor sobre a TMI. Especificamente, os bebés nascidos de mães que tiveram consultas de ANC durante a gravidez tiveram uma TMI significativamente mais baixa (p=0,036), com 20 mortes por 1 000 nados-vivos, enquanto a TMI foi de 38 mortes por 1 000 nados-vivos para os bebés cujas mães não visitaram clínicas de ANC. Da mesma forma, a TMI foi de 78 mortes por 1.000 nados vivos para os bebés que não receberam qualquer assistência durante o parto em comparação com os que tiveram alguma assistência (42 mortes por 1.000 nados vivos). A TMI foi de 18 mortes por 1.000 nados vivos entre os bebés cujas mães fizeram exames pós-natais, enquanto foi de 26 mortes por 1.000 nados vivos para aqueles cujas mães não utilizaram os serviços de cuidados pós-natais.

4.2.2.2 Factores socioeconómicos [Quadro 4.2 (b)]

A TMI foi mais elevada entre os bebés cujas mães não tinham instrução, com uma taxa de mortalidade de 49 por 1000 nados-vivos, ao passo que as mães que completaram o ensino secundário e superior tiveram uma taxa de mortalidade infantil mais baixa, com 36 mortes e 28 mortes por 1000 nados-vivos, respetivamente. Do mesmo modo, observou-se uma prevalência mais elevada entre os bebés nascidos de pais sem instrução, com uma TMI de 57 óbitos por 1000 nados-vivos, e uma taxa mais baixa entre os bebés nascidos de pais com instrução superior, com 21 óbitos por 1000 nados-vivos (p=0,010). Além disso, foram observados óbitos mais significativos entre os bebés cujas mães não sabiam ler nem escrever (53 óbitos por 1.000 nados-vivos) quando comparados com aqueles cujas mães sabiam ler e escrever (36 óbitos por 1.000 nados-vivos, p=0,017).

Observou-se que a TMI era mais elevada entre os bebés nascidos de mães empregadas (46 mortes por 1.000 nados-vivos) em comparação com aqueles cujas mães estavam desempregadas. Quase todos os pais estavam empregados, com um pequeno grupo a declarar "não sei" (2,2% no NDHS 2011) e uma TMI de 44 óbitos por 1 000 nados-vivos entre os bebés nascidos de pais empregados. Relativamente à religião, verificou-se uma TMI mais elevada entre os bebés nascidos de mães budistas (58 por 1000 nados-vivos). Entre os bebés cujas mães utilizavam combustíveis de cozinha relativamente poluentes, a TMI foi significativamente mais elevada, com 46 mortes por 1000 nados-vivos, em comparação com os bebés cujas mães utilizavam combustíveis de cozinha não poluentes, com apenas 28 mortes por 1000 nados-vivos (p=0,051). O índice de riqueza mostra uma relação inversa com as taxas de mortalidade. Os bebés nascidos das mães mais pobres tiveram a mortalidade mais elevada, com 48 mortes por 1.000 nados vivos, enquanto os das famílias mais ricas tiveram as taxas de mortalidade mais baixas, com 30 por 1.000 nados vivos.

4.2.2.3 Factores de proximidade [Quadro 4.2 (c)]

A idade da mãe no casamento e no parto foi significativamente associada à mortalidade infantil. Observou-se que a TMI foi mais elevada entre os bebés nascidos de mães cuja idade era inferior a 16 anos na altura do casamento e do parto, com 48 e 49 óbitos por 1 000 nados-vivos, respetivamente. Aqueles cujas mães tinham mais de 22 anos de idade no casamento e no parto apresentaram a menor TMI, com 39 e 30 óbitos por 1.000 nascidos vivos, respetivamente. Da mesma forma, a TMI foi mais elevada entre as crianças cujas mães eram viúvas, com 47 mortes por 1.000 nados-vivos, em comparação com aquelas cujas mães estavam atualmente casadas (44 mortes por 1.000 nados-vivos). A capacidade de decisão da mãe sobre as suas próprias necessidades de cuidados de saúde teve um impacto direto na mortalidade infantil. A TMI foi mais elevada entre os bebés cujas decisões da mãe eram tomadas por outra pessoa (55 mortes por 1000 nados-vivos) em comparação com aqueles cujas decisões da mãe eram tomadas mutuamente por ela própria e pelo marido ou companheiro (37 mortes por 1000 nados-vivos). Além disso, a TMI era mais elevada entre os bebés cujas decisões das mães em matéria de despesas monetárias eram tomadas apenas pelo marido ou companheiro (59 óbitos por 1000 nados-vivos), ao passo que era mais baixa para aqueles cujas mães podiam tomar decisões sozinhas (25 óbitos por 1000 nados-vivos). Assim, quanto maior for a independência atribuída às mães para a tomada de decisões, menor será a TMI. Os bebés nascidos de mães com excesso de peso ou obesas registaram a mortalidade mais elevada, com 56 óbitos por 1 000 nados-vivos.

Os bebés do sexo masculino tiveram a mortalidade mais elevada, com 47 óbitos por 1 000 nados vivos, ao passo que as mulheres registaram 40 óbitos por 1 000 nados vivos. A TMI foi altamente prevalente entre os bebés que nasceram com a primeira posição (51 mortes por 1.000 nados vivos) em comparação com os que nasceram depois da 4th posição (39 mortes por 1.000 nados vivos). Verificou-se que o intervalo de nascimento está significativamente associado à mortalidade infantil. Os bebés nascidos com um intervalo de nascimento anterior inferior a 24 meses tiveram as taxas de mortalidade mais elevadas de 64 mortes por 1 000 nados-vivos (p=0,009). Da mesma forma, os bebés nascidos com um intervalo de nascimento posterior inferior a 24 meses também tiveram taxas de mortalidade tremendamente mais elevadas, com 151 mortes por 1000 nados-vivos, em comparação com 41 mortes por 1000 nados-vivos entre os que nasceram com um intervalo de nascimento superior a 24 meses (p<0,001). Além disso, o tamanho do bebé ao nascer também foi um fator altamente significativo para a TMI (p=0,004). Observou-se que os bebés que nasceram muito pequenos ou mais pequenos do que a média tiveram as taxas de mortalidade mais elevadas, 70 por 1 000 nados-vivos, em comparação com os que nasceram maiores do que a média (29 mortes por 1 000 nados-vivos).

Os factores do parto também foram significativamente associados à mortalidade infantil. Os bebés que nasceram em casa tiveram uma taxa de mortalidade mais elevada, de 46 mortes por 1000 nados-vivos, em comparação com os que nasceram em estabelecimentos de saúde, com 38 por 1000 nados-vivos. No que diz respeito à assistência durante o parto, os bebés cujas mães foram assistidas por profissionais de saúde tiveram as taxas de mortalidade mais baixas (39 mortes por 1 000 nados-vivos) em comparação com os que não tiveram assistência durante o parto (78 mortes por 1 000 nados-vivos). Registou-se que a TMI foi mais elevada entre os bebés de parto normal (45 mortes por 1.000

nados vivos) em comparação com os que tiveram parto por cesariana (11 mortes por 1.000 nados vivos, p<0,001). Da mesma forma, os bebés que não foram amamentados tiveram uma TMI mais elevada de 57 mortes por 1.000 nados vivos em comparação com os que foram amamentados com apenas 36 mortes por 1.000 nados vivos (p=0,002).

4.3 Factores associados à mortalidade infantil

Esta secção resume as associações não ajustadas e ajustadas entre três níveis de factores (comunitários, socioeconómicos e próximos) e a mortalidade infantil para o NDHS 2006 e o NDHS 2011. Os rácios de probabilidades brutos e ajustados (COR e AOR) e o respetivo intervalo de confiança de 95% (IC) da mortalidade infantil são apresentados na Tabela 4.3 (4.3.1, 4.3.2 e 4.3.3) e na Tabela 4.4 (4.4.1, 4.4.2 e 4.4.3) para o NDHS 2006 e 2011, respetivamente.

4.3.1 Efeitos brutos (não ajustados)

Esta secção apresenta os pormenores relativos ao efeito de cada variável na mortalidade infantil, sem ajustamento de potenciais factores de confusão, tanto para o IDSN 2006 como para o IDSN 2011.

4.3.1.1 PNDS 2006

4.3.1.1.1 Factores a nível comunitário

A Tabela 4.3.1 apresenta os factores estatisticamente significativos ao nível da comunidade identificados para a mortalidade infantil com base no NDHS 2006. Entre todos os factores ao nível da comunidade, verificou-se que a região de desenvolvimento, a zona ecológica, a visita materna de ANC e a assistência ao parto estavam significativamente associadas à mortalidade infantil. Os bebés que nasceram na região Centro-Oeste (COR=1,93, 95% CI: 1,23-3,02, p=0,043) e na região Extremo-Oeste (COR=1,77, 95% CI: 1,02-3,07, p=0,004) tiveram maiores probabilidades de morrer durante o período de infância em comparação com os nascidos na região Leste. Da mesma forma, os bebés nascidos nas colinas tinham 64% menos probabilidades (COR=0,36, IC 95%: 0,19-0,69, p=0,002) em comparação com os nascidos nas zonas montanhosas. Embora a probabilidade de morrer entre os bebés que vivem em zonas urbanas seja 32% mais baixa (COR=0,68, IC 95%: 0,45-1,02, p=0,063) em comparação com os que vivem em zonas rurais, a diferença encontrada não foi estatisticamente significativa ao nível de 5%. Os bebés cujas mães não visitaram os serviços pré-natais tinham 2,1 (COR=2,1, IC 95%: 1,36-3,24, p=0,001) vezes mais probabilidades de morrer durante a infância em comparação com os bebés cujas mães o fizeram. Relativamente à assistência ao parto, os bebés que tiveram algum tipo de assistência durante o parto tiveram menos probabilidades de morrer (COR=0,52, IC 95%: 0,36-0,87, p=0,014). Os bebés cujas mães não receberam quaisquer cuidados pós-natais tinham 2,08 vezes mais probabilidades de morrer do que aqueles que receberam os serviços. No entanto, a comparação não foi estatisticamente significativa (p=0,248).

Quadro 4.3.1 Factores a nível comunitário associados à mortalidade infantil no Nepal em 2006 (rácio de probabilidades não ajustado e ajustado)

Variables	Unadjusted				Adjusted*			
	COR	95%CI		P value	AOR	95%CI		P value
Community Level Factors								
Region				0.002				0.022
Far-Western	1.770	1.019	3.074	0.043	1.498	0.903	2.483	0.116
Mid-Western	1.931	1.233	3.024	0.004	1.818	1.061	3.118	0.030
Western	0.866	0.446	1.682	0.669	0.810	0.387	1.696	0.573
Central	0.985	0.631	1.539	0.948	1.053	0.632	1.754	0.842
Eastern	1.000				1.000			

Ecological Zone				0.004				0.004
Terai	0.553	0.300	1.020	0.058	0.687	0.384	1.229	0.204
Hill	0.361	0.188	0.692	0.002	0.425	0.216	0.834	0.013
Mountain	1.000				1.000			
Residence				0.063				
Urban	0.680	0.453	1.022	0.063				
Rural	1.000							
Maternal Antenatal Care				0.001				
visits	2.097	1.357	3.243	0.001				
No	1.000							
Yes								
Delivery Assisted				0.014				0.012
Some assistance	0.517	0.360	0.874	0.014	0.496	0.288	0.855	0.012
No assistance	1.000				1.000			
Maternal PNC				0.248				
No	2.081	0.595	7.283	0.248				
Yes	1.000							

COR= Rácio de probabilidades bruto
AOR=Razão de probabilidade ajustada
O AOR apresentado no Quadro 4.3.1 só teve em conta os factores a nível comunitário

4.3.1.1.2 Factores socioeconómicos

A Tabela 4.3.2 mostra que a ocupação materna, a educação materna e paterna, o nível de literacia materna, a utilização de biomassa (combustível para cozinhar) e o índice de riqueza foram significativamente associados à mortalidade infantil ao nível de 5%.

A ocupação paterna e a religião não foram significativamente associadas à morte infantil (Tabela 4.3.2). A probabilidade de mortalidade infantil era 53% mais baixa entre os bebés cujas mães estavam desempregadas do que entre as mães empregadas (COR=0,47, IC 95%: 0,28-0,77, p=0,003).

Da mesma forma, as probabilidades de morte infantil eram 2,19 (IC 95%: 1,34-3,61, p=0,022) e 2,20 (IC 95%: 1,24-3,90, p=0,007) vezes mais elevadas para os bebés nascidos de mães e pais sem instrução, respetivamente, em comparação com aqueles cujos pais tinham completado pelo menos o ensino primário ou secundário ou o ensino superior.

Além disso, as probabilidades de morte dos bebés eram 47% (IC 95%: 1,05-2,06, p=0,026) mais elevadas para os bebés nascidos de mães que não sabiam ler, em comparação com os bebés cujas mães sabiam ler partes ou frases inteiras.

Os bebés nascidos dos pais mais pobres tinham uma probabilidade de morte 1,91 vezes superior à dos bebés nascidos dos pais mais ricos.

No entanto, esta diferença não foi considerada estatisticamente significativa ao nível de 5%. As probabilidades de morte dos bebés foram reduzidas em 79% (COR=0,21, 95% CI: 0,09-0,49, p=0,001) entre aqueles cujas mães utilizavam um combustível de cozinha relativamente não poluente em comparação com aqueles cujas mães utilizavam um combustível de cozinha relativamente altamente poluente para cozinhar.

Quadro 4.3.2 Factores de nível socioeconómico associados à mortalidade infantil no Nepal em 2006 (rácio de probabilidades não ajustado e ajustado)

Variables	Unadjusted				Adjusted*			
	COR	95%CI		P value	AOR	95%CI		P value
Maternal occupation				0.003				0.016
Unemployed	0.466	0.284	0.767	0.003	0.537	0.324	0.889	0.016
Employed	1.000				1.000			
Partner's occupation				0.455				
Unemployed	1.033	0.127	8.429	0.975				
Employed	1.916	0.505	7.266	0.337				
Don't Know	1.000							
Maternal Education				0.008				
No education	2.194	1.335	3.606	0.022				
Incomplete primary/Primary	1.677	0.878	3.205	0.116				
Incomplete Secondary/Secondary	1.000							
Paternal Education				0.025				
No education	2.199	1.240	3.898	0.007				
Incomplete primary/Primary	1.659	0.929	2.962	0.086				
Incomplete Secondary/Secondary	1.517	0.844	2.724	0.162				
Higher	1.000							
Maternal Literacy				0.026				
Unable to read at all	1.469	1.047	2.061	0.026				
Able to read parts or whole sentence	1.000							
Wealth Index				0.049				
Poorest	1.905	0.946	3.835	0.071				
Poorer	1.371	0.644	2.921	0.411				
Middle	1.845	0.847	4.019	0.122				
Richer	1.081	0.534	2.191	0.827				
Richest	1.000							
Religion				0.439				
Hindu	0.835	0.222	3.145	0.789				
Buddhist	0.391	0.087	1.758	0.219				
Muslim	0.844	0.208	3.421	0.811				
Kirat	0.891	0.146	5.418	0.899				
Christian/Other	1.000							
Biomass use				0.001				0.002
Relatively non-polluting	0.208	0.088	0.490	0.001	0.237	0.099	0.571	0.002
Relatively high polluting	1.000							

COR= Rácio de probabilidades bruto

AOR=Razão de probabilidade ajustada

A AOR apresentada na Tabela 4.3.2 só foi contabilizada para os factores de nível socioeconómico

4.3.1.1.3 Factores de proximidade

Havia um total de 15 variáveis no nível proximal para a mortalidade infantil. No entanto, apenas nove delas foram consideradas um fator de previsão estatisticamente significativo da mortalidade infantil e seis delas não foram significativas (IMC materno, idade da mãe no casamento, idade da mãe no parto, estado civil da mãe, sexo da criança e modo de parto). A capacidade de decisão das mães sobre as suas próprias necessidades de cuidados de saúde e as despesas monetárias demonstraram uma associação significativa com a mortalidade infantil. As probabilidades de morte infantil foram reduzidas em 50% (IC 95%: 0,299-0,828, p=0,008) ou 80% (IC 95%: 0,071-0,581, p=0,003) entre os bebés cujas mães eram capazes de tomar decisões sobre as suas necessidades de cuidados de saúde ou despesas monetárias, em comparação com as mães cujas decisões eram tomadas por outra pessoa (Quadro 4.3.3). Da mesma forma, os bebés nascidos de mães com baixo peso (com IMC<18,5 kg/m^2) tinham 2,693 vezes mais probabilidades de morrer do que os nascidos de mães com excesso de peso ou obesas (IC 95%: 1,61-6,246, p=0,21). Os bebés nascidos de mães casadas (COR=2,21, IC 95%: 1,02-4,80, p=0,045) ou que deram à luz o seu primeiro filho (COR=1,85, IC 95%: 1,08-3,18, p=0,026) com uma idade inferior a 16 anos tinham uma maior probabilidade de morrer em comparação com os bebés nascidos de mães com mais de 22 anos quando casaram ou tiveram o seu primeiro filho.

No que diz respeito à ordem de nascimento, os bebés que nasceram com a segunda ou terceira ordem de nascimento tinham menos probabilidades de morrer (COR=0,54, IC 95%: 0,38-0,76, p=0,001) em comparação com os que nasceram com a primeira ordem de nascimento. Verificou-se que o intervalo de nascimento (anterior e posterior) estava associado de forma altamente significativa à mortalidade infantil. Os bebés que nasceram em menos de 24 meses com os irmãos anteriores tinham 2,24 (IC 95%: 1,592-3,153, p=0,001) vezes mais probabilidades de morrer do que os seus homólogos. Da mesma forma, havia 5,65 (IC 95%: 3,729-8,569, p=0,001) vezes mais probabilidades de morrer entre os bebés que nasceram com um intervalo de nascimento inferior a 24 meses com o intervalo de nascimento seguinte, em comparação com os que nasceram com um intervalo de nascimento superior a 24 meses. Observou-se que a probabilidade de morrer foi reduzida em 48% (COR=0,52, IC 95%: 0,304-0,877, p=0,015) ou 43% (COR=0,57, IC 95%: 0,358-0,895, p=0,015) entre os bebés cujo tamanho à nascença era muito grande ou maior do que a média e a média, respetivamente, em comparação com os que eram muito pequenos ou mais pequenos do que a média.

Outro importante fator de previsão da mortalidade infantil foi a assistência durante o parto. Os partos assistidos por profissionais (médico, enfermeiro e parteira) registaram uma redução de 72% (COR= 0,28, IC 95%: 0,13-0,60, p=0,001) nas probabilidades de morte em comparação com os partos sem qualquer assistência. Da mesma forma, o local do parto também foi significativamente associado à mortalidade infantil. Os bebés que deram à luz em casa tinham 1,78 (IC 95%: 1,11-2,86, p=0,027) vezes mais probabilidades de morrer em comparação com os que deram à luz na unidade de saúde. O estudo encontrou um maior risco de morte entre as mulheres que tiveram um parto normal (sem cesariana); no entanto, os resultados não foram estatisticamente significativos. O estado de aleitamento materno foi considerado outro fator de previsão significativo da mortalidade infantil, sugerindo que os bebés que não eram atualmente amamentados tinham 1,78 (IC 95%: 1,33-2,36, p=0,001) vezes mais probabilidades de morte em comparação com os que eram atualmente amamentados.

Quadro 4.3.3 Factores de nível aproximado associados à mortalidade infantil no Nepal em 2006 (rácio de probabilidades não ajustado e ajustado)

Variables	**Unadjusted**				**Adjusted***			
	COR	**95%CI**		**P value**	**AOR**	**95%CI**		**P value**
Maternal factors								
Decision Making on own health care need				0.012				
Respondent alone	0.498	0.299	0.828	0.008				
Respondent and	0.796	0.514	1.234	0.306				
husband/partner/other	1.143	0.767	1.701	0.509				
Husband/Partner Alone	1.000							
Someone Else								

Decision Making capacity				0.019				
on money expenditure								
Respondent alone	0.203	0.071	0.581	0.003				
Respondent and	0.383	0.130	1.124	0.080				
husband/partner/other	0.370	0.140	0.980	0.046				
Husband/Partner Alone	1.000							
Someone Else								
Maternal BMI				0.067				
Underweight	2.693	1.161	6.246	0.021				
Normal range	2.459	1.131	5.345	0.023				
Overweight/Obese	1.000							
Mother's age at marriage				0.093				
<16 years	2.208	1.016	4.797	0.045				
17-21 years	1.803	0.851	3.819	0.123				
>22 years	1.000							
Mother's age at child birth				0.074				
<16 years	1.854	1.080	3.184	0.026				
17-21 years	1.449	0.941	2.231	0.092				
>22 years	1.000							
Mother's marital status				0.551				
Married	2.158	0.280	16.627	0.458				
Widowed	1.178	0.098	14.228	0.897				
Divorced/Separated	1.000							
Infant factors								
Sex of child				0.419				
Male	0.875	0.633	1.211	0.419				
Female	1.000							
Birth order				0.003				
>4th birth rank	0.754	0.507	1.121	0.162				
2nd or 3rd birth	0.535	0.375	0.764	0.001				
1st birth rank	1.000							
Preceding Birth Interval				0.001				
<=24 months	2.240	1.592	3.153	0.001				
>24 months	1.000							
Succeeding Birth Interval				0.001				0.001
<=24 months	5.653	3.729	8.569	0.001	6.694	3.757	11.925	0.001
>24 months	1.000				1.000			
Baby's size at birth				0.027				
Very large/larger than	0.516	0.304	0.877	0.015				
average	0.566	0.358	0.895	0.015				
Average	1.000							
Very small or smaller than								
average								
Delivery factors								
Place of delivery				0.027				
Home	1.781	1.108	2.863	0.017				
Health Facility	1.000							

Delivery assisted by				0.001				0.016
Professional	0.276	0.127	0.599	0.001	0.374	0.148	0.944	0.038
TBA	0.522	0.312	0.873	0.014	0.619	0.306	1.254	0.182
Combined	1.593	0.639	3.972	0.315	2.027	0.710	5.782	0.185
No assistance	1.000				1.000			
Mode of Delivery				0.060				
Normal delivery	3.520	0.945	13.108	0.060				
Caesarean Section	1.000							
Currently breastfeeding				0.001				0.001
No	1.773	1.333	2.358	0.001	2.650	1.928	3.645	0.001
Yes	1.000				1.000			

COR= Rácio de probabilidades bruto
AOR=Razão de probabilidade ajustada
As AOR apresentadas no Quadro 4.3.3 só foram tidas em conta para os factores de nível proximal

4.3.1.2 IDSN 2011

4.3.1.2.1 Factores a nível comunitário

Com base no NDHS 2011, verificou-se que as consultas de cuidados pré-natais maternos estão estatisticamente associadas à mortalidade infantil. Não foram encontradas associações significativas entre região, zona ecológica, residência, PNC materna e assistência ao parto com as probabilidades de morrer durante o período da infância. No contexto da região de desenvolvimento, os bebés nascidos na região do Extremo-Oeste (COR=1,50, 95% CI: 0,99-2,25, p=0,053) tinham maiores probabilidades de morrer durante o período da infância, em comparação com os da região Oriental.

Os bebés nascidos em Terai e nas zonas montanhosas tinham menos probabilidades de morrer do que os nascidos nas montanhas; no entanto, o valor de p não era estatisticamente significativo. Verificou-se que a probabilidade de morrer aumentava em 95% entre os bebés cujas mães não receberam serviços pré-natais (COR=1,95, 95% CI: 1,03-3,69, p=0,040) em comparação com os bebés cujas mães receberam.

Embora este resultado não tenha sido estatisticamente significativo, os bebés que tiveram um parto com alguma assistência tiveram uma redução de 48% na probabilidade de morrer (COR=0,52, IC 95%: 0,25-1,11, p=0,091) em comparação com os seus homólogos. Relativamente aos cuidados pós-natais, a probabilidade de morrer foi 1,47 (IC 95%: 0,822,62, p=0,191) vezes superior entre os bebés cujas mães não receberam quaisquer cuidados pós-natais, no entanto, a diferença também não foi significativa.

Quadro 4.4.1 Factores a nível comunitário associados à mortalidade infantil no Nepal em 2011 (rácio de probabilidades não ajustado e ajustado)

Variables	Unadjusted				Adjusted*			
	COR	95%CI		P value	AOR	95%CI		P value
Region				0.409				
Far-Western	1.498	0.995	2.254	0.053				
Mid-Western	1.135	0.739	1.744	0.561				
Western	1.271	0.826	1.956	0.274				
Central	1.176	0.716	1.933	0.520				
Eastern	1.000							
Ecological Region				0.124				
Terai	0.653	0.424	1.004	0.052				

Hill	0.712	0.484	1.046	0.083				
Mountain	1.000							
Residence				0.622				
Urban	0.906	0.611	1.343	0.622				
Rural	1.000							
Maternal PNC				0.191				
No	1.468	0.824	2.615	0.191				
Yes	1.000							
Maternal Antenatal				0.040				
Care visits	1.952	1.032	3.691	0.040				
No	1.000							
Yes								
Delivery Assisted by				0.091				0.015
Some Assistance	0.523	0.247	1.109	0.091	0.347	0.148	0.814	0.015
No assistance	1.000				1.000			

COR= Rácio de probabilidades bruto
AOR=Razão de probabilidade ajustada
O AOR apresentado no Quadro 4.3.1 só teve em conta os factores a nível da comunidade

4.3.1.2.2 Factores socioeconómicos

No que diz respeito aos factores de nível socioeconómico, apenas a educação paterna e a literacia materna foram associadas significativamente à mortalidade infantil (Tabela 4.4.2). Embora as probabilidades de morrer tenham aumentado em 75% entre os bebés nascidos de mães sem educação, em comparação com os nascidos de mães com educação superior, a comparação não foi significativa. No entanto, houve uma forte relação entre a educação paterna e a mortalidade infantil (p=0,004). Os bebés nascidos de pais sem educação ou com educação primária tinham 3,01 (IC 95%: 1,47-6,16, p=0,003) ou 2,79 (IC 95%; 1,35-5,74, p=0,006) vezes mais probabilidades de morrer em comparação com os nascidos de pais com educação superior, respetivamente, após o ajustamento para outras variáveis. Além disso, o nível de literacia materna teve uma associação significativa com a mortalidade infantil. Os bebés nascidos de mães que não sabiam ler tinham 48% (IC 95%: 1,07-2,05, p=0,017) mais probabilidades de morrer do que aqueles cujas mães sabiam ler partes ou frases inteiras. As probabilidades de morrer eram 62% mais elevadas para os bebés nascidos na família mais pobre do que para os nascidos na família mais rica, mas as probabilidades não eram significativamente diferentes. Embora os bebés nascidos na religião hindu tivessem 4,2 vezes mais probabilidades de morrer do que os nascidos na religião cristã ou noutras religiões, os resultados não foram estatisticamente significativos.

Tabela 4.4.2 Factores de nível socioeconómico associados à mortalidade infantil no Nepal em 2011 (rácio de probabilidades não ajustado e ajustado)

Variables	**Unadjusted**				**Adjusted***			
	COR	**95%CI**		**P value**	**AOR**	**95%CI**		**P value**
Maternal occupation				0.726				
Unemployed	1.073	0.721	1.598	0.726				
Employed	1.000							
Partner's occupation				0.905				
Employed	1.082	0.295	3.969	0.905				
Don't Know/Unemployed	1.000							

Biomass use				0.054				
Relatively non-polluting	0.594	0.349	1.008	0.054				
Relatively high-polluting	1.000							
Maternal Education				0.329				
No education	1.754	0.706	4.361	0.225				
Primary	1.521	0.587	3.940	0.387				
Secondary	1.273	0.488	3.320	0.621				
Higher	1.000							
Paternal Education				0.004				0.010
No education	2.844	1.405	5.757	0.004	3.011	1.471	6.162	0.003
Primary	2.555	1.245	5.246	0.011	2.788	1.354	5.738	0.006
Secondary	1.676	0.815	3.446	0.159	1.756	0.909	3.389	0.093
Higher	1.000				1.000			
Maternal Literacy				0.017				
Unable to read at all	1.481	1.072	2.046	0.017				
Able to read parts or whole sentence	1.000							
Wealth Index				0.582				
Poorest	1.620	0.926	2.835	0.091				
Poorer	1.466	0.781	2.750	0.233				
Middle	1.527	0.824	2.830	0.178				
Richer	1.497	0.766	2.924	0.237				
Richest	1.000							
Religion				0.207				
Hindu	4.166	0.574	30.261	0.158				
Buddhist	5.544	0.739	41.616	0.096				
Muslim	2.745	0.308	24.496	0.365				
Christian/others	1.000							

COR= Rácio de probabilidades bruto
AOR=Razão de probabilidade ajustada
A AOR apresentada na Tabela 4.3.1 só foi contabilizada para os factores de nível socioeconómico

4.3.1.2.3 Factores de proximidade

A Tabela 4.4.2 resume a associação entre os factores de nível proximal e a mortalidade infantil. Verificou-se que o intervalo entre nascimentos (anterior e posterior), o tamanho do nascimento, o estado de amamentação e o modo de parto estavam significativamente associados à mortalidade infantil.

Contrariamente aos resultados obtidos no NDHS 2006, dez variáveis de um total de 15 (tomada de decisões sobre as próprias necessidades de cuidados de saúde, tomada de decisões sobre despesas monetárias, IMC materno, idade da mãe no casamento, idade da mãe no parto, estado civil da mãe, sexo da criança, ordem de nascimento, local do parto e assistência ao parto) não foram significativamente associadas à mortalidade infantil. No entanto, as tendências de variação entre grupos ainda eram consistentes com as conclusões do NDHS 2006.

Por exemplo, embora não houvesse uma associação significativa entre a capacidade de decisão das mães sobre as suas próprias necessidades de cuidados de saúde e despesas monetárias e a mortalidade infantil, as probabilidades de morrer eram menores entre os bebés cujas mães podiam tomar decisões sobre as suas próprias necessidades de cuidados de saúde e despesas monetárias. Os bebés do sexo masculino tinham maiores probabilidades de morrer durante o período da infância; as probabilidades de morrer aumentavam entre os bebés cujas mães eram casadas ou tiveram o primeiro filho com menos de 16 anos. Da mesma forma, o parto domiciliário aumentou as probabilidades de mortalidade infantil e o parto assistido por profissionais reduziu as probabilidades de morte dos bebés. Mais importante ainda, os intervalos de nascimento tiveram a associação mais forte com a mortalidade infantil. Os bebés nascidos com um intervalo de nascimento anterior inferior a 24 meses tinham maiores probabilidades (OR=2,12, IC 95%: 1,46-3,08, p=0,001) de morrer em comparação com os bebés com um intervalo de nascimento superior a 24 meses. Verificou-se também que os bebés nascidos com um intervalo de nascimento inferior a 24 meses tinham 4,16 (IC 95%: 2,58-6,72, p=0,001) vezes mais probabilidades de morrer em comparação com os bebés com intervalos de nascimento superiores a 24 meses. Os bebés que nasceram "muito grandes ou maiores do que a média" ou dentro da "média" tiveram probabilidades inferiores de morrer em 60% (COR=040, IC 95%: 0,23-0,68, p=0,001) e 33% (COR=0,57, IC 95%: 0,37-0,89, p=0,013) durante a infância, em comparação com os que nasceram "muito pequenos ou mais pequenos do que a média", respetivamente. Os bebés que não foram amamentados durante a entrevista do inquérito tinham maiores probabilidades (COR=1,62, IC 95%: 1,192,20, p=0,002) de morrer em comparação com os que foram amamentados. Além disso, os bebés nascidos de parto normal (sem cesariana) tinham uma probabilidade mais elevada (OR=4,07, IC 95%: 1,15-14,40, p=0,029) em comparação com os nascidos de parto por cesariana.

Tabela 4.4.3 Factores de nível aproximado associados à mortalidade infantil no Nepal em 2011 (rácio de probabilidades não ajustado e ajustado)

Variables	Unadjusted				Adjusted*		
	COR	95%CI		P value	AOR	95%CI	P value
Maternal Factors							
Decision Making on own							
health care need				0.421			
Respondent alone	0.823	0.470	1.441	0.495			
Respondent and	0.657	0.389	1.110	0.116			
husband/partner/other	0.817	0.495	1.349	0.428			
Husband/Partner Alone	1.000						
Someone Else							
Decision Making capacity on							
money expenditure				0.455			
Respondent alone	0.429	0.062	2.985	0.391			
Respondent and	0.498	0.069	3.601	0.488			
husband/partner/other	1.042	0.132	8.208	0.969			
Husband/Partner Alone	1.000						
Someone Else							
Maternal BMI				0.467			
Underweight	0.603	0.251	1.447	0.256			
Normal range	0.693	0.356	1.350	0.280			
Overweight/Obese	1.000						
Mother's age at marriage				0.490			
<16 years	1.230	0.656	2.307	0.517			
17-21 years	1.001	0.543	1.845	0.999			
>22 years	1.000						
Mother's age at child birth				0.127			
<16 years	1.623	0.933	2.824	0.086			
17-21 years	1.576	1.008	2.465	0.046			
>22 years	1.000						

Mother's marital status				0.854				
Married	1.798	0.226	14.333	0.578				
Widowed	1.941	0.164	22.959	0.598				
Divorced/Separated	1.000							
Infant Factors								
Sex of child				0.213				
Male	1.193	0.903	1.577	0.213				
Female	1.000							
Birth order				0.273				
1st birth rank	1.312	0.875	1.968	0.187				
2nd or 3rd birth	1.009	0.659	1.545	0.967				
>4th birth rank	1.000							
Preceding Birth Interval				0.001				0.038
<=24 months	2.121	1.459	3.084	0.001	1.941	1.036	3.635	0.038
>24 months	1.000				1.000			
Succeeding Birth Interval				0.001				0.003
<=24 months	4.162	2.579	6.717	0.001	3.215	1.505	6.866	0.003
>24 months					1.000			
Baby's size at birth				0.003				0.025
Very large/larger than average	0.399	0.233	0.684	0.001	0.170	0.047	0.624	0.008
Average	0.569	0.365	0.886	0.013	0.717	0.333	1.546	0.394
Very small or smaller than average	1.000				1.000			
Delivery level Factors								
Place of delivery				0.316				
Home	1.230	0.820	1.846	0.316				
Health Facility	1.000							
Delivery assisted by				0.291				
Professional	0.482	0.224	1.038	0.062				
TBA	0.556	0.255	1.215	0.141				
Combined	0.448	0.126	1.597	0.215				
No assistance	1.000							
Mode of Delivery				0.029				0.022
Normal delivery	4.073	1.152	14.399	0.029	4.423	1.664	3.379	0.022
Caesarean Section	1.000				1.000			
Currently breastfeeding				0.002				0.001
No	1.618	1.190	2.202	0.002	2.382	1.674	3.390	0.001
Yes	1.000				1.000			

COR= Rácio de probabilidades bruto

AOR=Razão de probabilidade ajustada

As AOR apresentadas no Quadro 4.3.1 só foram tidas em conta para os factores de nível proximal

4.4 Efeitos ajustados

Foi efectuada uma análise de regressão logística múltipla (RLM) para identificar os factores significativos ajustados associados à mortalidade infantil, controlando para outras variáveis/condicionantes incluídas, bem como para os pesos de amostragem para os NDHS 2006 e 2011 separadamente. Nesta análise foi efectuada uma modelação hierárquica (backward elimination), baseada no quadro concetual. Em primeiro lugar, devido às dificuldades de cálculo de um grande número de variáveis incluídas no modelo de regressão multivariável, foi realizada uma RLM para cada um dos três grupos (comunitário, socioeconómico e próximo) separadamente, utilizando o método de eliminação regressiva e identificando um modelo final significativo para cada um dos grupos. Em segundo lugar, foi efectuada uma análise global de RLM com base nas variáveis significativas obtidas nas três análises de RLM para construir um modelo de regressão global através da eliminação para trás. Foram comunicados os rácios de probabilidades ajustados e o intervalo de confiança de 95%.

4.4.1 Efeitos ajustados para o NDHS 2006 (análise MLR para três factores de nível)

Entre os factores ao nível da comunidade, a região de desenvolvimento, a região ecológica e a assistência ao parto foram identificadas como estatisticamente significativas (Tabela 4.3.1). Após o ajuste para outras variáveis ao nível da comunidade, os bebés nascidos na região Centro-Oeste tinham 82% mais probabilidades (AOR=1,82, IC 95%: 1,06-3,12, p=0,030) de morrer em comparação com os da região Leste. A região ecológica também foi um fator de previsão significativo para a mortalidade infantil após o ajustamento para outras variáveis, indicando que a probabilidade de morte infantil para os bebés nascidos na região montanhosa foi reduzida em 57% (AOR=0,0,43, 95% CI: 0,22-0,83, p=0,0,013) em comparação com a dos bebés da região montanhosa. Do mesmo modo, os bebés nascidos de mães que receberam alguma assistência durante o parto tiveram 50% (IC 95%: 0,29-0,86, p=0,012) de probabilidades de morte reduzidas em comparação com os bebés cujas mães não receberam qualquer assistência.

Com base no modelo MLR para o nível socioeconómico, apenas a ocupação materna e o uso de biomassa foram estatisticamente associados à mortalidade infantil após o controlo de outras variáveis socioeconómicas (Tabela 4.3.2). A probabilidade ajustada de morte dos bebés nascidos de mães desempregadas diminuiu 46% em comparação com a dos bebés nascidos de mães empregadas (IC 95%: 0,32-0,89, p=0,016). Do mesmo modo, os bebés nascidos em famílias que utilizavam combustíveis relativamente não poluentes para cozinhar tinham uma probabilidade de morte 73% inferior à dos bebés cujas famílias utilizavam combustíveis altamente poluentes para cozinhar (IC 95%: 0,10-0,57, p=0,002).

A Tabela 4.3.3 apresenta os resultados da análise MLR para as variáveis de nível proximal. Verificou-se que o intervalo entre os nascimentos, a amamentação atual e o tipo de assistência ao parto afectam de forma estatisticamente significativa as probabilidades de morte do bebé. A probabilidade de morrer foi 6,69 vezes maior entre os bebés que nasceram com um intervalo entre partos inferior a 24 meses em comparação com os que nasceram com mais de 24 meses (IC 95%: 3,76-11,93, p=0,001). Em relação ao aleitamento materno atual, os bebés que não eram amamentados na altura da entrevista do inquérito tinham maiores probabilidades de morrer (AOR=2,65, IC 95%: 1,93-3,65, p=0,001) em comparação com os que eram amamentados. Da mesma forma, a chance de morrer entre os bebês que tiveram o parto assistido por profissionais reduziu em 63% (IC95%: 0,15-0,94, p=0,038) em relação aos que tiveram o parto sem assistência.

4.4.2 Efeitos ajustados para 2011 (análise MLR para três factores de nível)

A assistência ao parto foi o único fator significativamente associado à mortalidade infantil com base no modelo MLR para factores ao nível da comunidade (Tabela 4.4.1). Verificou-se que a assistência durante o parto tem um efeito protetor para os bebés. Os bebés que receberam alguma assistência durante o parto tiveram 65% menos probabilidades de morrer em comparação com os que não receberam qualquer assistência (AOR= 0,35, 95% CI: 0,15-0,81, p=0,015).

A Tabela 4.4.2 indica que apenas a educação paterna foi significativamente associada à mortalidade infantil após o ajuste para outras variáveis socioeconómicas (p=0,010). Os bebés cujos pais não tinham instrução (AOR=2,84, IC95%: 1,41-2,76, p=0,004) e tinham apenas o ensino primário (AOR=2,56, IC95%: 1,25-5,25, p=0,011) tinham maiores probabilidades de morrer em comparação com aqueles cujos pais tinham níveis de instrução mais elevados.

No que respeita aos determinantes de nível proximal, nenhum dos factores maternos foi considerado significativo; no entanto, alguns factores do bebé e do parto foram considerados fortemente associados à mortalidade infantil (Quadro 4.4.3). O intervalo de nascimento foi fortemente associado à mortalidade infantil. Os bebés nascidos com um intervalo anterior inferior a 24 meses tinham 1,94 vezes mais probabilidades de morrer do que os que tinham um intervalo superior a 24 meses (IC 95%: 1,04-3,61, p=0,022). Da mesma forma, os bebés que nasceram com um intervalo de nascimento inferior a 24 meses tiveram 3,22 vezes mais probabilidades de morrer em comparação com os que tiveram um intervalo de nascimento superior a 24 meses (IC 95%: 1,516,87, p=0,002). O tamanho do bebé à nascença também foi significativamente associado à mortalidade infantil. A probabilidade de morte dos bebés nascidos com um tamanho de nascimento muito grande ou maior do que a média diminuiu 83% (AOR=0,17, 95% CI: 0,05-0,62, p-0,008) em comparação com a dos bebés que nasceram muito pequenos ou mais pequenos do que a média. Além disso, os bebés que nasceram de parto normal tiveram 4,42 vezes mais probabilidades de morrer do que os que tiveram cesariana (IC 95%: 1,66-3,38, p-0,022). O aleitamento materno atual foi outro forte fator de previsão da mortalidade infantil. Os bebés que não eram atualmente amamentados tinham probabilidades significativamente mais elevadas de morrer (AOR=2,38, 95% CI: 1,67-3,39, p=0,001) em comparação com os que eram amamentados.

4.5 Um modelo global (baseado na análise de regressão logística múltipla hierárquica)

O modelo global final dos três níveis diferentes de factores foi obtido utilizando a regressão logística múltipla hierárquica. As variáveis identificadas como insignificantes foram excluídas do modelo através do método de eliminação retroactiva e obteve-se o modelo final significativo (Quadro 4.5).

4.5.1 Um modelo global para o NDHS 2006

O modelo global identificou a região ecológica, o intervalo entre partos subsequentes, o estado de amamentação e a assistência ao parto como os factores de previsão estatisticamente significativos para a mortalidade infantil após o controlo de outras variáveis (Tabela 4.5). Com base no NDHS 2006, a região ecológica foi o único fator de previsão significativo a nível da comunidade identificado para a mortalidade infantil após o ajuste para outras variáveis. Em comparação com os bebés nascidos em regiões montanhosas, a probabilidade de morrer durante a infância para os nascidos em regiões montanhosas foi 57% inferior (AOR= 0,43, 95% CI: 0,22-0,83, p=0,013). Os bebés nascidos na região de Terai também tinham 31% menos probabilidades de morrer do que os da região montanhosa, mas esta comparação não foi estatisticamente significativa. Nenhum dos factores de nível socioeconómico foi significativamente associado à mortalidade infantil. Entre os potenciais determinantes próximos, verificou-se que o intervalo entre partos, o estado de amamentação e o tipo de assistência durante o parto estavam significativamente associados à mortalidade infantil. Os bebés nascidos com um intervalo entre partos inferior a 24 meses tiveram probabilidades significativamente mais elevadas de morrer (AOR=6,66, IC95%: 3,74-11,86, p=0,001) em comparação com os seus homólogos. Os bebés que não foram amamentados tiveram maiores probabilidades de morrer em comparação com os que foram amamentados (AOR=1,62, IC 95%: 1,01-2,58, p=0,044). Este estudo também constatou que as probabilidades de morte dos bebés que nasceram com a assistência de profissionais (médico, enfermeiro e parteiras) diminuíram significativamente em 63% em comparação com os que nasceram sem qualquer assistência durante o parto (AOR=0,37, 95% CI:

0,14-0,95, p=0,039).

4.5.2 Um modelo global para o NDHS 2011

A Tabela 4.5 mostra o modelo geral para o NDHS 2011. Ao contrário dos resultados do NDHS 2006, nenhuma das variáveis da comunidade e socioeconómicas foi significativamente associada à mortalidade infantil em 2011. O intervalo de nascimento (anterior e posterior) e o tamanho do bebé à nascença dos factores infantis de nível proximal foram identificados como fortemente associados à mortalidade infantil. Os bebés que nasceram com intervalos de nascimento anteriores (AOR=1,94, IC 95%: 1,04-3,64, p=0,022) e posteriores (AOR=3,22, IC 95%: 1,51-6,87, p=0,002) inferiores a 24 meses tiveram maiores probabilidades de morrer em comparação com os que nasceram com intervalos de nascimento superiores a dois anos (>24 meses). Da mesma forma, os bebés que nasceram muito grandes ou maiores do que a média tiveram probabilidades significativamente reduzidas (AOR=0,17, IC95%: 0,05-0,62, p=0,008) de morrer quando comparados com os que nasceram muito pequenos ou mais pequenos do que a média, após controlo de outras variáveis.

Tabela 4.5 Razão de probabilidades ajustada (AOR) globalmente significativa para TMI em 2006 e 2011

Variables	2006				2011			
	AOR *	95%CI		P value	AOR*	95%CI		P value
Ecological Zone				0.004				
Terai	0.687	0.384	1.229	0.204				
Hill	0.425	0.216	0.834	0.013				
Mountian	1.000							
Preceding Birth Interval								0.022
<=24 months					1.941	1.036	3.635	0.022
>24 months					1.000			
Succeeding Birth				0.001				0.002
Interval	6.656	3.736	11.859	0.001	3.215	1.505	6.866	0.002
<=24 months	1.000				1.000			
>24 months								
Baby's size at birth								0.015
Very large/larger than					0.170	0.047	0.624	0.008
average					0.717	0.333	1.546	0.394
Average					1.000			
Very small or smaller than average								
Delivery assisted by				0.016				
Professional	0.370	0.144	0.951	0.039				
TBA	0.589	0.277	1.254	0.168				
Combined	2.050	0.678	6.198	0.201				
No assistance	1.000							
Currently Breastfeeding				0.044				
No	1.618	1.014	2.580	0.044				
Yes	1.000							

COR= Rácio de probabilidades bruto

AOR=Razão de probabilidade ajustada

O modelo AOR para 2006 e 2011 foi obtido após a inclusão de todos os três modelos finais (comunitário, socioeconómico e próximo) através de eliminação backward. As variáveis incluídas nesta modelação para 2006 foram a região de desenvolvimento, a região ecológica, a assistência ao parto, a ocupação

materna, o uso de biomassa, o intervalo entre partos seguintes, a amamentação atual e o parto assistido por. As variáveis ajustadas na modelação final de 2011 foram a assistência ao parto, a escolaridade paterna, o *intervalo de* partos anteriores, *o intervalo de partos posteriores, o tamanho do bebé à nascença e o modo de parto.*

CAPÍTULO 5

DISCUSSÃO

5.1 Discussão dos resultados

A mortalidade infantil é uma das questões prioritárias nos países em desenvolvimento como o Nepal e as estratégias para reduzir os factores associados à taxa de mortalidade infantil têm sido a principal preocupação. No que diz respeito à TMI, o Nepal conseguiu uma pequena redução da taxa de 48 para 46 mortes por 1 000 nados-vivos de 2006 a 2011, respetivamente. No entanto, o resultado não foi sustentável perto das metas do ODM-4 (Sreeramareddy et al., 2013) de reduzir a TMI com o objetivo de 36 por 1000 nados vivos até 2015. Há ainda muitos factores significativamente associados à mortalidade infantil que permanecem inexplorados. Este estudo identificou e comparou os factores significativos associados à mortalidade infantil em 2006 e 2011.

5.1.1 Discussão das conclusões de 2006

5.1.1.1 Factores a nível comunitário

A região de desenvolvimento, a região ecológica e a assistência ao parto foram identificadas como factores de previsão estatisticamente significativos da mortalidade infantil pelo modelo multivariável a nível da comunidade na segunda fase. No entanto, a "região ecológica" foi o único fator significativo ao nível da comunidade identificado pelo modelo global final ajustado, que ajustou todos os factores significativos obtidos na modelação da segunda fase. A maioria das pessoas que vivem na zona montanhosa das regiões do Extremo-Oeste e do Centro-Oeste tinha menos acesso a todos os serviços, incluindo os serviços de saúde, e um nível de vida relativamente baixo. O índice de desenvolvimento humano (IDH) das pessoas que vivem nas regiões montanhosas do Centro-Oeste e do Extremo-Oeste era de 0,398, bastante inferior ao das que vivem no vale de Catmandu, que era de 0,622 em 2011 (Governo do Nepal, 2014). Além disso, a maioria dos serviços de saúde de nível terciário e outras instalações estão predominantemente localizados em grandes cidades como Katmandu. Além disso, o acesso aos serviços de saúde é limitado devido à falta de transportes na montanha (Adhikari & Podhisita, 2010). O nosso estudo constatou que os bebés nascidos na região de desenvolvimento do Centro-Oeste tinham probabilidades significativamente mais elevadas de morrer do que os nascidos na região Oriental. O estudo realizado por Dev (2014) também apresentou resultados semelhantes. Chin et al. (2011) também mencionaram uma taxa mais elevada de mortalidade infantil na região Centro-Oeste (97 mortes por 1000 nados-vivos) e na região Extremo-Oeste (74 mortes por 1000 nados-vivos) em comparação com a região Leste do Nepal. A falta de transportes e a localização geográfica extrema podem ser as potenciais explicações para o aumento do risco de mortalidade infantil nessas regiões (Chin et al., 2011; Dev, 2014). Este estudo identificou ainda uma probabilidade reduzida de morte em bebés nascidos na região montanhosa em comparação com os nascidos na região montanhosa. Especificamente, a probabilidade de morte dos bebés nascidos em Hills diminuiu 57% em comparação com os nascidos na região de Mountain. Os estudos conduzidos por Chin et al. (2011) e Adhikari e Sawangdee (2011) também encontraram um menor risco de morte para os bebés nascidos na região montanhosa. Dev (2014) referiu ainda que os bebés nascidos na região montanhosa tinham 42% mais probabilidades de mortalidade durante o período de infância do que os nascidos na região do Terai. Os bebés nascidos em Hill e Terai registaram uma redução significativa de 55% na mortalidade entre 1996 e 2011, em comparação com os nascidos na região montanhosa (Sreeramareddy et al., 2013). Uma outra análise do NDHS efectuada por Baral et al. (2012) indicou que as mães da região central e do Terai eram mais propensas a utilizar os serviços de saúde do que as da região do Extremo Oeste e das zonas montanhosas, respetivamente. Esta constatação sugere que viver numa região de baixo desenvolvimento ecológico[1] apresenta um risco substancial de aumento da mortalidade infantil. No entanto, este estudo não conseguiu encontrar uma associação significativa entre as áreas de residência (rural vs urbana) e a mortalidade infantil. Uma associação similar não significativa entre mortalidade infantil e áreas de residência também foi estabelecida no estudo conduzido por Dev (2014).

No que respeita à cobertura dos serviços de saúde, apenas a assistência ao parto foi considerada significativa no modelo dos factores ao nível da comunidade, enquanto os serviços maternos pré-natais e pós-natais não foram considerados estatisticamente significativos (Tabela 4.3.1). O nosso estudo encontrou uma redução de cerca de 50% no risco de morte entre os bebés cujas mães tiveram alguma assistência durante o parto. Um estudo semelhante realizado por C. R. Titaley et al. (2008) na Indonésia também concluiu que a assistência ao parto era um fator de proteção da mortalidade infantil. Os partos não assistidos apresentavam um maior risco de mortalidade infantil em comparação com os partos que tiveram alguma assistência (Baral et al., 2012). No que diz respeito às consultas de CPN, o nosso estudo só conseguiu encontrar uma associação não ajustada entre as consultas de CPN e a mortalidade infantil, indicando que as consultas de cuidados pré-natais maternos reduziram significativamente as probabilidades de morte dos bebés em 52%, tendo a significância desaparecido após o controlo de outras variáveis. Outros estudos referiram um risco reduzido de mortalidade infantil entre as mães que efectuaram quatro consultas de CPN (Adhikari & Podhisita, 2010; C. R. Titaley et al., 2008). Estes resultados são semelhantes aos dos estudos efectuados no Nepal por Juhee V. Suwal (2001). Relativamente aos cuidados pós-natais, este estudo não encontrou uma associação significativa entre a mortalidade infantil e as consultas de PNC. A cobertura dos serviços pós-natais no prazo de 24 horas foi registada como muito baixa no Nepal, embora se recomende a todas as mães que recorram a este serviço após o parto. Cerca de 84% das mães referiram "nenhuma necessidade sentida" e 35% referiram "falta de transporte" como razões para não utilizarem estes serviços (Karkee & Khanal, 2015). O estudo de (Paudel Deepak et al., 2013) também encontrou associações consistentes e insignificantes entre a mortalidade infantil e os cuidados pós-natais. Por outro lado, C. R. Titaley et al. (2008) descobriram que a utilização de serviços de PNC era um dos factores de previsão significativos da mortalidade infantil na Indonésia.

5.1.1.2 Factores de nível socioeconómico

Tendo em conta apenas os factores de nível socioeconómico, verificou-se que a ocupação materna estava significativamente associada à mortalidade infantil, indicando que os bebés nascidos de mães desempregadas tinham menos probabilidades (46%) de morrer do que os nascidos de mães empregadas. Alguns estudos também registaram resultados semelhantes (Mondal et al., 2009; C. R. Titaley et al., 2008). Tem-se argumentado frequentemente que a situação profissional dos pais está diretamente associada à mortalidade infantil, mas Khadka, Lieberman, Giedraitis, Bhatta e Pandey (2015) encontraram uma associação insignificante entre a situação profissional das mães e a mortalidade infantil no seu estudo recente, utilizando também o NDHS 2011. De acordo com o NHDS 2006, quase todos (cerca de 98%) os parceiros estavam empregados, o que sugere que as mães desempregadas podiam passar tempo de qualidade a prestar cuidados suficientes aos seus filhos sem grande pressão financeira. Resultados semelhantes foram registados por um dos estudos de sobrevivência realizados no Bangladesh por Hossain (2015) e outro estudo no Nepal por Juhee V. Suwal (2001). Além disso, um estudo analítico realizado na Índia indicou que as mulheres

[1]Eco-desenvolvimento: zonas ecológicas e regiões de desenvolvimento

empregadas tinham pouco tempo para cuidar dos filhos apesar dos benefícios financeiros do emprego e, consequentemente, as mulheres trabalhadoras tinham uma mortalidade infantil mais elevada (Kishor & Parasuraman, 1998).

Embora a educação materna, a educação paterna, a literacia materna e o índice de riqueza tenham sido significativamente associados à mortalidade infantil de forma independente, indicando que os bebés nascidos de mães e pais sem educação ou analfabetos tinham um risco significativamente mais elevado de morrer, no entanto, perderam a sua importância após o ajustamento para outras variáveis (Quadro 4.3.2). Alguns estudos anteriores revelaram taxas de mortalidade mais baixas em bebés nascidos de mães e pais instruídos (Chin et al., 2011; Mondal et al., 2009; C. R. Titaley et al., 2008). A educação materna foi um fator de previsão significativo da sobrevivência neonatal no estudo realizado por Paudel Deepak et al. (2013). Os neonatos nascidos de mães sem instrução tinham uma maior probabilidade de morte em comparação com os nascidos de mães que tinham pelo menos um nível primário de educação. A literacia materna foi considerada um fator de proteção da mortalidade infantil, uma vez que as mães com literacia tinham maiores possibilidades de aceder e utilizar os serviços de saúde (Mondal et al., 2009). O nosso estudo apenas encontrou uma associação não ajustada entre o índice de riqueza e a mortalidade infantil, indicando maiores probabilidades de morte entre os bebés nascidos nas famílias mais pobres e mais pobres em comparação com os nascidos nas famílias mais ricas. Uma das meta-análises realizadas na região do Mediterrâneo Oriental indicou que a pobreza estava significativamente associada à mortalidade infantil (Jahan, 2008). Do mesmo modo, Chin et al. (2011) também encontraram uma associação insignificante entre a mortalidade infantil e o índice de riqueza. No entanto, outro estudo relatou uma associação significativa entre a mortalidade infantil e o índice de riqueza (Khadka et al., 2015). Atualmente, tem-se verificado uma redução das taxas de pobreza entre a população nepalesa, o que resultou num aumento simultâneo do nível de instrução e do acesso a informações e serviços de saúde (Ministério da Saúde e da População (MOHP) [Nepal], 2012).

Apenas ajustando para as variáveis socioeconómicas, este estudo concluiu que os bebés nascidos em famílias que utilizavam combustível de cozinha relativamente não poluente (biomassa) tinham probabilidades significativamente reduzidas de morrer em comparação com os nascidos em famílias que utilizavam combustível de cozinha relativamente altamente poluente (Quadro 4.3.2). Alguns estudos também concluíram que a poluição interior é um fator atribuível significativo à mortalidade infantil. Um estudo realizado no Zimbabué identificou uma forte associação entre a poluição interior e o atraso no crescimento intrauterino, um dos factores significativos associados à mortalidade infantil precoce (Mishra, Dai, Smith, & Mika, 2004). Vários estudos identificaram fortes associações entre a poluição do ar ambiente e as infecções respiratórias, uma das principais causas de mortalidade infantil. Um estudo mencionou que havia 1,5 vezes mais probabilidades de nados-mortos entre as famílias que utilizavam combustíveis para cozinhar altamente poluentes em comparação com as que utilizavam combustíveis relativamente não poluentes (Bruce, Perez-Padilla, & Albalak, 2000; Pope et al., 2010). O mesmo estudo explorou ainda que os bebés que nasciam nessas famílias tinham maior probabilidade de morrer de infecções respiratórias ou de síndrome da morte súbita infantil (SMSL).

O nosso estudo revelou que cerca de 90% das famílias utilizavam combustíveis de cozinha relativamente poluentes, o que indica que a maioria das crianças corria um risco elevado de adoecer ou morrer devido à poluição interior. Um recente ensaio aleatório controlado realizado no Nepal referiu que era demasiado cedo para medir o impacto dos combustíveis de cozinha nas crianças em idade precoce e sugeriu a realização de mais estudos, incluindo os níveis de exposição e o seu impacto significativo na saúde infantil (Devakumar et al., 2014).

5.1.1.3 Factores de nível proximal

Os intervalos entre partos (anteriores e posteriores)[2] estavam positivamente correlacionados com a sobrevivência infantil (Quadro 4.3.3). O espaçamento entre gravidezes está fortemente correlacionado com a sobrevivência infantil na população nepalesa e no contexto de outros países em desenvolvimento (Thapa, 2008). De acordo com as conclusões do estudo de C. R. Titaley et al. (2008), um intervalo de nascimento curto aumenta as probabilidades de morte do bebé durante o período neonatal. Os bebés nascidos com menos de dois anos (<24 meses) de intervalo de nascimento anterior tinham um risco maior de morrer em comparação com os nascidos com mais de dois anos de intervalo. Por outro lado, um estudo combinado de DHS de países do sul da Ásia realizado por Raj et al. (2014) relatou uma associação insignificante entre o intervalo de nascimento e a mortalidade infantil no Nepal. Os bebés nascidos com intervalos de nascimento sucessivos inferiores a dois anos (<24 meses) tinham 6,69 vezes mais probabilidade de morrer do que os seus homólogos. Outro estudo realizado com recém-nascidos no Bangladesh também registou uma associação semelhante, indicando que intervalos de nascimento mais curtos são característicos de uma mortalidade neonatal mais elevada, pelo que se recomenda que haja um intervalo de pelo menos dois anos (24 meses) entre as gravidezes (Mondal et al., 2009).

Este estudo também confirmou que o aleitamento materno atual (durante o período do inquérito) era um indicador de proteção para a sobrevivência do bebé. Os bebés que não estavam a ser amamentados tinham um risco 2,65 vezes maior de morrer em comparação com os seus homólogos. Os estudos identificaram que as crianças amamentadas tinham maior probabilidade de estar protegidas contra várias infecções e mortalidade (Khanal et al., 2013). Uma meta-análise realizada entre 1966 e 2009 concluiu que o aleitamento materno é protetor contra a SIDS. O mesmo estudo também indicou que os bebés que foram alimentados com leite materno durante qualquer período de tempo tinham maior probabilidade de estar protegidos contra a mortalidade (Hauck, Thompson, Tanabe, Moon, & Vennemann, 2011).

Além disso, esta análise confirmou ainda que a assistência ao parto (tipo de assistência) foi outro fator de previsão significativo (Tabela 4.3.3). Os bebés que nasceram com assistência profissional (médicos, enfermeiros e parteiras) tinham menos probabilidades de morrer. A assistência profissional durante o parto foi considerada um fator de proteção contra a mortalidade infantil. Um estudo semelhante realizado na Indonésia também registou resultados consistentes com este estudo (C R Titaley, Dibley, & Roberts, 2012). Além disso, as mães que viviam em áreas urbanas eram favorecidas com a assistência ao parto (Baral et al., 2012). O mesmo estudo referiu ainda que mais de metade (51%) dos partos urbanos foram assistidos por profissionais, enquanto apenas 14% dos partos foram assistidos nas zonas rurais.

A tomada de decisões sobre as suas próprias necessidades de cuidados de saúde e a capacidade de tomada de decisões sobre despesas monetárias também foram significativamente associadas à mortalidade infantil. No entanto, a associação tornou-se insignificante após o ajustamento com outras variáveis (Quadro 4.3.3). Os bebés nascidos de mães que eram capazes de tomar decisões sozinhas tinham menos probabilidades de mortalidade infantil do que aqueles cujas decisões eram tomadas por outra pessoa. Alguns estudos relataram a associação significativa entre a mortalidade infantil e a capacidade de decisão da mãe (Adhikari & Sawangdee, 2011; Fantahun, Berhane, Wall, Byass, & Hogberg, 2007). No entanto, um estudo transversal realizado na Índia não conseguiu encontrar qualquer associação significativa, embora se tenha verificado que a capacidade de decisão das mães

---

[2] Precedente: Antes de suceder: Subsequente

afecta a qualidade dos cuidados infantis e o acesso à informação sobre saúde (Roy, 2013).

Na nossa análise, apenas foi encontrada uma associação não ajustada entre a mortalidade infantil e a ordem de nascimento e o tamanho do bebé à nascença e o local do parto, respetivamente (Quadro 4.3.3). Os bebés que nasceram com tamanhos médios ou maiores do que a média tinham menos probabilidades de morrer do que os que nasceram com tamanhos menores do que a média. Vários estudos também relataram resultados coerentes com o nosso estudo relativamente ao tamanho dos bebés à nascença (Kozuki et al., 2014; Kumar, Singh, Rai, & Singh, 2013; C. R. Titaley et al., 2008); no entanto, as suas associações também não foram significativas após o ajuste com outras variáveis. Com base no NDHS2006, 82% dos bebés nasceram em casa e tiveram 78% mais probabilidades de morrer em comparação com os que nasceram numa unidade de saúde. O acesso e a disponibilidade dos serviços de saúde são factores determinantes para a utilização dos serviços. Como já foi referido, devido a várias razões, a população do Nepal tinha um acesso limitado aos serviços de saúde. Paudel Deepak et al. (2013) registaram uma associação insignificante entre o local do parto e a mortalidade neonatal. Além disso, o nosso estudo constatou o aumento do risco de morte para os bebés nascidos com a segunda ou terceira categoria em comparação com os nascidos com a primeira categoria de nascimento. A associação foi insignificante após o ajuste no modelo multivariável. Os resultados de Mondal et al. (2009) e Khadka et al. (2015) foram consistentes com o nosso estudo. Enquanto outros estudos concluíram que a ordem de nascimento não tem impacto significativo na mortalidade infantil (Adhikari & Sawangdee, 2011; Neupane & Doku, 2014).

Os efeitos do IMC materno, da idade da mãe no parto, da idade da mãe no casamento, do estado civil da mãe, do sexo da criança e do modo de parto na mortalidade infantil não foram confirmados no nosso estudo. Em consonância com os nossos resultados, Khadka et al. (2015) também não encontraram uma associação significativa entre a idade da mãe e a mortalidade infantil. Outro estudo semelhante realizado no Bangladeche também apresentou os mesmos resultados (Mondal et al., 2009). Além disso, Adhikari e Podhisita (2010) também encontraram associações insignificantes entre a idade da mãe no casamento e no parto e a mortalidade infantil. No entanto, um estudo longitudinal realizado em quatro países do Sul da Ásia (Índia, Bangladeche, Nepal e Paquistão) indicou que a taxa de mortalidade infantil era de um em cada catorze nascimentos em mães que deram à luz antes dos 20 anos de idade (Raj et al., 2014). No Nepal, mais de 90% das mães eram casadas e a taxa de divórcio era muito baixa, o que poderia ter afetado a associação (Ministério da Saúde e da População (MOHP) [Nepal], 2012). C R Titaley et al. (2012) registaram uma associação insignificante entre o estado civil e a mortalidade infantil, o que é consistente com os nossos resultados.

Alguns estudos mencionaram que a mortalidade era mais elevada entre os bebés do sexo masculino do que entre os do sexo feminino durante o período neonatal, enquanto a mortalidade feminina era ligeiramente superior à masculina durante a infância (Mondal et al., 2009; C. R. Titaley et al., 2008). Um estudo recente de Khadka et al. (2015) referiu que a mortalidade infantil não foi afetada pela influência do género. Relativamente à associação entre o IMC materno e a mortalidade infantil, Paudel Deepak et al. (2013) apresentaram resultados consistentes com os do nosso estudo. No nosso estudo, o modo de parto foi insignificantemente associado à mortalidade infantil, embora a mortalidade infantil fosse mais elevada entre as mulheres que tiveram parto normal do que entre as que tiveram parto por cesariana. Esta conclusão é consistente com os resultados de um estudo efectuado por C R Titaley et al. (2012).

5.1.2 Discussão dos resultados do IDSN 2011

5.1.2.1 Factores a nível comunitário

Ajustando todos os factores ao nível da comunidade, apenas o parto assistido foi significativamente associado à mortalidade infantil (Tabela 4.4.1). A probabilidade de mortalidade infantil foi significativamente menor em 65% entre os bebés cujas mães receberam alguma assistência durante o parto, em comparação com os que não receberam. Os resultados e as explicações são mais semelhantes aos mencionados no capítulo anterior para os resultados de 2006. Neupane e Doku (2014) também obtiveram conclusões coerentes com o nosso resultado. O governo do Nepal aprovou uma política de assistência ao parto qualificada em 2006 e esquemas de incentivo à maternidade em 2005 para encorajar as mulheres a utilizar os serviços de cuidados de maternidade (Bhadari & Dangal, 2014; Ministério da Saúde e da População (MOHP) [Nepal], 2012). As políticas implementadas durante esse período aumentaram, em certa medida, a cobertura dos serviços em 2011, em comparação com 2006 (Ministério da Saúde e da População (MOHP) [Nepal], 2012). O nosso estudo identificou ainda que a TMI era mais elevada entre as mulheres que não utilizavam as instalações disponíveis (TMI entre os partos assistidos: 42 mortes por 1 000 nados-vivos e TMI entre os partos não assistidos: 78 mortes por 1 000 nados-vivos). A investigação refere que as dificuldades geográficas e a falta de transportes são possíveis barreiras para a subutilização dos serviços de saúde materna nas zonas rurais (Baral et al., 2012). Pelo contrário, Paudel Deepak et al. (2013) não encontraram uma associação significativa entre o parto assistido e a mortalidade neonatal no seu estudo. No entanto, vários outros estudos concluíram que a assistência ao parto é um fator de proteção da mortalidade infantil (Khadka et al., 2015; C R Titaley et al., 2012).

Um estudo recente de Khadka et al. (2015) também registou uma associação insignificante entre a variação regional e a mortalidade infantil. No entanto, alguns outros estudos identificaram que a região de desenvolvimento ecológico estava significativamente associada à mortalidade infantil (Dev, 2014; Paudel Deepak et al., 2013; Sartorius & Sartorius, 2014). No nosso estudo não foi encontrada associação significativa entre regiões de desenvolvimento, zona ecológica, residência e mortalidade infantil. Em comparação com o ano de 2006, as instalações de transporte em áreas remotas e um número de instalações de saúde foram significativamente melhoradas em 2011, embora não ao nível esperado (Sreeramareddy et al., 2013). Várias políticas que abordam questões de transporte e cobertura de serviços de saúde relacionadas com a saúde materno-infantil foram implementadas durante esse período, o que poderia ser uma explicação potencial para o impacto insignificante das regiões de desenvolvimento ecológico na mortalidade infantil (Bhadari & Dangal, 2014). O nosso estudo identificou probabilidades significativamente mais elevadas de mortalidade infantil entre os bebés cujas mães não receberam serviços pré-natais, no entanto, a associação perdeu significado após o controlo de todos os outros factores ao nível da comunidade (Tabela 4.4.1). Uma análise adicional ao NDHS 2011 efectuada por Khadka et al. (2015) identificou uma associação significativa entre a mortalidade infantil e as consultas de ANC maternas na sua análise bivariada, mas não na análise multivariável, o que foi consistente com os resultados do nosso estudo. No Nepal, as mães são encorajadas a receber pelo menos quatro controlos pré-natais e três controlos pós-natais sem qualquer custo. Além disso, de acordo com o esquema de incentivo às mães, aquelas que completam quatro consultas de pré-natal com parto nas unidades de saúde e realizam exames pós-natais recebem um incentivo de custos de transporte (Bhadari & Dangal, 2014). No entanto, Juhee V. Suwal (2001) argumenta que o ANC não tem qualquer papel na prevenção de mortes infantis.

5.1.2.2 Factores de nível socioeconómico

A educação é outro fator importante que influencia a mortalidade infantil. A educação paterna e o nível de literacia materna foram significativamente associados à mortalidade infantil (Tabela 4.4.2). No entanto, apenas a educação paterna continuou a estar significativamente associada à mortalidade

infantil, mesmo depois de ajustada para outras variáveis de nível socioeconómico. O nosso estudo concluiu que os bebés nascidos de pais sem instrução ou com instrução primária tinham mais probabilidades de morrer do que aqueles que nasceram de pais com instrução elevada. No contexto da sociedade patriarcal nepalesa, o pai é o principal responsável pela situação económica e pela tomada de decisões da família. Por conseguinte, uma associação significativa entre a mortalidade infantil e a educação do pai indicou um efeito protetor na sobrevivência do bebé (Mondal et al., 2009). Além disso, um estudo de ensaio de controlo aleatório realizado no distrito de Sarlahi, no Nepal, entre 1994 e 1997, entre os bebés, também concluiu que o nível de instrução paterna era um dos factores de proteção da sobrevivência dos bebés durante o período inicial da infância (Katz et al., 2003).
A educação materna é igualmente importante para a sobrevivência dos bebés; no entanto, os resultados não foram significativos neste estudo. Um estudo semelhante realizado na Indonésia por C. R. Titaley et al. (2008) também não registou qualquer associação significativa entre o nível de instrução materna e a mortalidade infantil. Um estudo realizado no Nepal também apresentou resultados semelhantes, sem associação entre a educação materna e a mortalidade infantil (Neupane & Doku, 2014). Em contraste com isto, alguns estudos identificaram uma associação significativa entre o nível de educação materna e a mortalidade infantil. Mondal et al. (2009) encontraram uma associação direta entre a saúde infantil e a educação materna. Alguns estudos referem que quanto mais elevado o nível de educação materna, menor a mortalidade infantil (Adhikari & Sawangdee, 2011; Mondal et al., 2009). Além disso, com base no nosso estudo, verificou-se que a literacia materna é um fator de previsão significativo para a redução da mortalidade infantil, indicando que a probabilidade de morrer para os filhos de mães analfabetas (incapazes de ler) é 1,481 vezes superior, mas esta conclusão não foi significativa após o controlo de outros factores de nível socioeconómico. Do mesmo modo, foi registada uma maior probabilidade de morte para os recém-nascidos de mães analfabetas (Paudel Deepak et al., 2013). Adhikari e Sawangdee (2011) também mencionaram a menor probabilidade de morte dos bebés nascidos de mães alfabetizadas em comparação com os nascidos de mães analfabetas.
No Nepal, a população que vive na pobreza diminuiu de 41,7% em 1996 para 25,2% em 2010 (Sreeramareddy et al., 2013). Esta redução da pobreza entre a população do Nepal aumentou o acesso à educação e aos serviços de saúde. Este estudo encontrou uma associação insignificante entre o índice de riqueza e a mortalidade infantil. Chin et al. (2011) também registaram uma conclusão consistente com base na sua análise de sobrevivência realizada no Nepal, embora o risco de morte fosse mais elevado entre os bebés nascidos nas famílias mais pobres. No entanto, Khadka et al. (2015) consideraram o índice de riqueza como um dos preditores socioeconómicos significativos da mortalidade infantil. Verificaram que os bebés nascidos em famílias mais pobres e de rendimentos médios tinham probabilidades de morrer significativamente mais elevadas do que os nascidos em famílias mais ricas (Khadka et al., 2015).
Embora as probabilidades de morte dos bebés nascidos em famílias que utilizavam combustível de cozinha relativamente não poluente fossem inferiores às dos seus homólogos, o uso de biomassa não foi associado à mortalidade infantil no NDHS 2011 no nosso estudo. Estudos realizados por Devakumar et al. (2014) e Pope et al. (2010) identificaram o uso de biomassa (combustível de cozinha) como um dos factores que contribuem para a mortalidade infantil. Paudel Deepak et al. (2013) também identificaram o aumento das probabilidades de mortalidade neonatal entre os bebés expostos a combustíveis de cozinha relativamente poluentes. Um estudo de Currie, Neidell e Schmieder (2009) indicou que a emissão de dióxido de carbono (CO_2) (poluição exterior) tinha um maior impacto na saúde e na mortalidade dos bebés em comparação com a poluição do ar interior. Por conseguinte, o estudo referiu ainda que a poluição interior tinha menos probabilidades de estar

associada à mortalidade infantil, embora também fosse necessário ter em conta outros factores contributivos. Embora a probabilidade de morte de um bebé nascido de mães de religião hindu e budista fosse maior em comparação com as de religião cristã/kirata/outra, a associação não foi significativa no nosso estudo. Neupane e Doku (2014) obtiveram resultados semelhantes, sem associação significativa entre mortalidade infantil e religião, no seu estudo recente. Em contrapartida, um estudo conduzido por Adhikari e Sawangdee (2011) constatou um aumento das probabilidades de morte entre os bebés nascidos de mães de religião hindu e muçulmana em comparação com os de religião budista.

5.1.2.3 Factores de nível aproximado

Curiosamente, a maioria dos factores infantis, exceto o sexo da criança e a ordem de nascimento, foram significativamente associados à mortalidade infantil, enquanto nenhum dos factores maternos foi um indicador significativo da mortalidade infantil (Quadro 4.4.3). A conclusão semelhante à mencionada na discussão de 2006 é que os bebés nascidos com um intervalo de nascimentos curto, anterior ou posterior, inferior a 24 meses, apresentavam um risco de mortalidade mais elevado do que os nascidos com um intervalo de nascimentos superior a 24 meses. Por conseguinte, os intervalos de nascimento foram considerados um dos mais fortes factores de previsão da mortalidade infantil também em 2011. Vários estudos epidemiológicos realizados em países em desenvolvimento apoiaram os resultados relativos ao intervalo entre partos e à mortalidade infantil (Khadka et al., 2015; Shiferaw, Zinabu, & Abera, 2012; C. R. Titaley et al., 2008). O espaçamento entre gestações foi um fator influente na mortalidade infantil. Mondal et al. (2009) ilustraram ainda que as mulheres com um intervalo curto entre as gravidezes não têm tempo suficiente para manter a sua estrutura corporal e estado nutricional normais. Por conseguinte, aumenta o risco de atraso de crescimento intrauterino e de mortalidade posterior. Por conseguinte, os bebés nascidos com um intervalo de nascimento mais curto têm uma taxa de sobrevivência mais baixa (Mondal et al., 2009).

Outro fator de previsão significativo da mortalidade infantil foi o tamanho do bebé à nascença. Este estudo confirmou que os bebés que nasceram com um tamanho muito grande ou maior do que a média à nascença tinham probabilidades significativamente menores de morrer em comparação com os que nasceram com um tamanho muito pequeno ou menor do que a média. Um estudo realizado na Índia com neonatos revelou que a mortalidade era mais elevada entre os recém-nascidos que nasceram com um tamanho inferior à média (Kumar et al., 2013). Os bebés nascidos com um tamanho médio ou maior do que a média tinham uma maior probabilidade de sobrevivência. Estes resultados foram consistentes com um estudo indonésio realizado por C. R. Titaley et al. (2008), que indicou um maior risco de morte para os bebés nascidos com um tamanho de nascimento inferior à média. Outro estudo epidemiológico também encontrou uma associação semelhante, indicando menores probabilidades de morte entre os bebés nascidos com tamanho médio ou maior do que a média (Sovio, Dibden, & Koupil, 2012).

Tal como referido na secção anterior, o nível de educação e de emprego afecta a capacidade de decisão das mulheres. Sendo o Nepal um país patriarcal, a participação e a contribuição das mulheres para a tomada de decisões são muito reduzidas (Adhikari & Sawangdee, 2011). O nosso estudo revelou que as probabilidades de morrer eram menores para os bebés cujas mães podiam tomar decisões autónomas sobre as suas próprias necessidades em matéria de cuidados de saúde e despesas monetárias do que para aqueles cujas decisões eram tomadas por outra pessoa. No entanto, a associação não foi significativa. Adhikari e Sawangdee (2011) encontraram uma associação positiva entre a capacidade de decisão das mães e a mortalidade infantil. Outro estudo etíope também referiu que, quando a capacidade de decisão das mães era baixa, a taxa de mortalidade infantil era mais elevada (Fantahun et al., 2007).

Outros factores importantes de previsão da mortalidade infantil, a partir dos factores do parto e do pós-parto, foram o modo de parto e o estado atual de amamentação na análise multivariável (Tabela 4.4.3). O nosso estudo identificou um risco mais elevado de morte entre os bebés que tiveram parto normal do que entre os que tiveram cesariana. Em contraste, C R Titaley et al. (2012) encontraram um risco menor de mortalidade entre os bebés que tiveram parto normal em comparação com os que tiveram parto por cesariana. No entanto, o resultado não foi significativo no seu estudo. Além disso, outro estudo efectuado pelos mesmos autores apresentou resultados diferentes, indicando um risco acrescido de morte entre os recém-nascidos de parto normal (C. R. Titaley et al., 2008). No Nepal, o acesso a serviços de parto, especialmente a cuidados obstétricos abrangentes, é inadequado devido à limitação dos recursos humanos e a localizações geográficas extremas (Baral et al., 2012). Consequentemente, a maioria dos bebés que nasceram com complicações de parto, como asfixia e prematuridade, não recebeu tratamento atempado, o que levou à sua morte (Bhadari & Dangal, 2014). A OMS recomendou a realização de cesarianas entre 5% e 15% do total de partos para combater as complicações decorrentes do parto (Karkee, Lee, Khanal, Pokharel, & Binns, 2014), mas o Nepal continua a ter menos de 5% de cesarianas de acordo com o NDHS 2011. O acesso limitado a instalações de cesariana pode ser uma possível explicação para a maior mortalidade infantil entre os partos normais (Ministério da Saúde e da População (MOHP) [Nepal], 2012).

A idade materna no casamento, a idade materna no parto, o estado civil materno e o nível de IMC materno não foram significativamente associados à mortalidade infantil, tal como observado nos dados do NDHS 2011. Alguns estudos relataram a idade materna no casamento e no parto como um preditor significativo da mortalidade infantil (Adhikari & Podhisita, 2010; Mondal et al., 2009). À semelhança do nosso estudo, Khadka et al. (2015) e Neupane e Doku (2014) não conseguiram encontrar qualquer associação significativa entre a idade materna e a mortalidade infantil.

O aleitamento materno é outro fator de previsão significativo para a sobrevivência dos bebés. O nosso estudo concluiu que o aleitamento materno era um indicador de proteção para os bebés. Os bebés que não estavam a ser amamentados (durante a altura da entrevista) tinham probabilidades significativamente mais elevadas de morrer do que os que eram amamentados. Conforme discutido no NDHS 2006, os autores identificaram a amamentação como um dos factores de proteção para a sobrevivência dos bebés (Khanal et al., 2013). Hauck et al. (2011) identificaram ainda conclusões consistentes de que o aleitamento materno reduz o risco de infecções graves, bem como de SIDS durante a infância. Além disso, um estudo realizado no Bangladesh também apresentou resultados semelhantes que apoiam o aleitamento materno como fator de proteção para os bebés (Mondal et al., 2009).

5.2 Comparação dos resultados do IDSN de 2006 e 2011

Este estudo analisou os factores associados à mortalidade infantil para o NDHS 2006 e 2011, separadamente, e depois comparou os preditores mais significativos entre 2006 e 2011. Alguns factores de previsão foram consistentes em ambos os inquéritos, enquanto outros foram diferentes. Alguns factores de previsão que eram significativos em 2006 não eram significativos em 2011. As comparações serão feitas separadamente para o nível comunitário, socioeconómico e próximo.

5.2.1 Factores a nível comunitário (Quadro 4.3.1 e Quadro 4.4.1)

Este estudo encontrou três factores ao nível da comunidade significativamente associados à mortalidade infantil em 2006, enquanto apenas um fator foi estatisticamente significativo em 2011 com base no modelo multivariável ao nível da comunidade (Tabela 4.3.1 e Tabela 4.4.1). Com base no NDHS 2006, os bebés nascidos na região Centro-Oeste tinham probabilidades significativamente mais elevadas de morrer em comparação com os nascidos nas regiões orientais. No entanto, não foi encontrada uma associação tão significativa nos dados do NDHS 2011. Da mesma forma, a probabilidade de morrer era menor entre os bebés nascidos em regiões montanhosas do que entre os nascidos em regiões montanhosas, com base no NDHS 2006. No entanto, não foram encontradas associações significativas entre a região de desenvolvimento ecológico e a mortalidade infantil nos dados do NDHS 2011. Esta alteração pode ser atribuída à melhoria dos transportes, à disponibilidade de instalações de cuidados de saúde e ao aumento dos recursos humanos no sector da saúde, embora não tenha atingido o nível esperado no Nepal. Além disso, verificou-se que o parto assistido estava significativamente associado à mortalidade infantil tanto em 2006 como em 2011. A probabilidade de morte dos bebés que foram assistidos durante o parto diminuiu 50% e 65% em comparação com a dos bebés que não foram assistidos, com base nos inquéritos de 2006 e 2011, respetivamente. É óbvio que o risco de morte dos bebés foi reduzido em mais 15% em 2011 em comparação com 2006 devido ao parto assistido, o que pode ser explicado por uma maior implementação de políticas e estratégias relacionadas com a saúde materna e infantil entre 2005 e 2009 (Bhadari & Dangal, 2014).

5.2.2 Factores de nível socioeconómico (Quadro 4.3.2 e Quadro 4.4.2)

A ocupação materna e o uso de biomassa foram considerados preditores significativos da mortalidade infantil em 2006, enquanto a maior escolaridade paterna teve um efeito protetor na sobrevivência infantil em 2011. Verificámos que vários factores que eram preditores importantes no modelo bivariado não eram significativos após o ajuste para outras variáveis. Este facto pode estar associado à melhoria relativa do nível de educação e à redução da pobreza, que aumentaram o acesso aos serviços de saúde (Chin et al., 2011; Sreeramareddy et al., 2013)

5.2.3 Factores de nível proximal (quadro 4.3.3 e quadro 4.4.3)

O intervalo entre partos, o tipo de assistente de parto e a amamentação atual foram factores comuns que estiveram consistentemente associados à mortalidade infantil em ambos os inquéritos. Os bebés com um intervalo entre partos inferior a dois anos, que nasceram com assistência profissional (médicos, enfermeiros e parteiras) durante o parto e que foram amamentados tiveram menos probabilidades de morrer. Além disso, verificou-se que outros três factores, nomeadamente o intervalo entre nascimentos anteriores, o tamanho do bebé e o modo de parto, também estavam significativamente associados à mortalidade infantil apenas em 2011. As probabilidades de morte dos bebés nascidos com um intervalo de nascimento anterior inferior a dois anos; nascidos muito pequenos ou mais pequenos do que a média; nascidos por cesariana eram significativamente mais elevadas do que as dos seus homólogos. No Nepal, os serviços obstétricos completos não estão amplamente disponíveis. Por conseguinte, no caso de uma gravidez complicada, apenas uma pequena percentagem de mães beneficiaria desses serviços limitados. Esta poderia ser a possível razão para uma maior mortalidade infantil nos bebés que tiveram um parto "normal".

5.3 Comparação entre o NDHS 2006 e 2011 com base no modelo global (Quadro 4.5)

No geral, este estudo concluiu que quatro factores em 2006 e três factores em 2011 estavam associados de forma estatisticamente significativa à mortalidade infantil. Para concluir, com base no modelo multivariável global para o NDHS 2006, os bebés nascidos nas zonas montanhosas; nascidos com um intervalo de nascimento subsequente de >24 meses; atualmente amamentados (no momento da entrevista do inquérito); e que tiveram o parto com assistência profissional tiveram probabilidades significativamente mais baixas de morrer durante a infância do que os seus homólogos. Por outro lado, com base no modelo multivariável para o NDHS 2011, os bebés que nasceram com um intervalo de nascimento anterior ou posterior de >24 meses; e que nasceram com um tamanho médio ou maior do que o tamanho médio tiveram probabilidades significativamente mais baixas de morrer. O intervalo de nascimento sucessivo foi o único fator comum associado à mortalidade infantil de forma significativa em ambos os períodos de estudo.

5.4 Pontos fortes e limitações do estudo

Este estudo tem vários pontos fortes. Em primeiro lugar, utilizou dados bem documentados dos Inquéritos Demográficos e de Saúde do Nepal de 2006 e 2011, que são inquéritos representativos a nível nacional. Estes inquéritos utilizaram questionários validados internacionalmente e métodos normalizados de recolha de dados e incluíram uma amostra de grande dimensão, suficiente para generalizar o resultado a toda a população (exceto bebés nascidos de partos múltiplos). Além disso, o conjunto de dados alcançou uma elevada taxa de resposta (>98%) em ambos os inquéritos. O estudo explorou uma série de variáveis sociais e demográficas importantes para agregados familiares, mulheres, crianças e homens para avaliar o seu efeito individual na mortalidade infantil. A grande dimensão da amostra permitiu a inclusão de um vasto leque de variáveis que estão associadas à mortalidade infantil e permitiu uma análise perspicaz de múltiplos preditores, possíveis associações interactivas e efeitos de confusão. Além disso, este estudo categorizou um vasto leque de potenciais factores em três grupos diferentes no âmbito do quadro concetual, incluindo: factores comunitários, socioeconómicos e de nível próximo, e ajudou a identificar os factores mais significativos dentro e entre os diferentes níveis. Este estudo utilizou uma análise complexa da amostra, que tem em conta o peso da amostragem devido à amostragem estratificada em vários estádios utilizada em ambos os inquéritos, para obter uma estimativa exacta dos erros-padrão e, consequentemente, intervalos de confiança mais exactos. Este estudo comparou e examinou a diferença nos factores associados à mortalidade infantil no Nepal entre os inquéritos nacionais de 2006 e 2011, que ainda não tinha sido comunicada. Por conseguinte, a comparação fornece recomendações baseadas em provas para estudos futuros, planeamento de intervenções e tomada de decisões políticas.

Limitações:

O estudo apresentava também algumas limitações. Uma vez que os DHS são derivados de inquéritos transversais, que foram recolhidos junto de indivíduos sobre acontecimentos, comportamentos e resultados passados, esses dados podem estar sujeitos a um viés de memória. Por exemplo: as mães podem esquecer a causa exacta ou podem ter tido relutância em dar informações quando lhes foi perguntado sobre a mortalidade do seu bebé. Além disso, este estudo incluiu nados-vivos únicos cinco anos antes dos inquéritos. A associação entre a mortalidade infantil e os factores extraídos da análise estatística pode não ter uma relação temporal devido à natureza do desenho do estudo. Outra limitação deste estudo foi o pequeno número de observações em algumas categorias definidas por várias variáveis independentes, onde não foi possível efetuar a recodificação/reagrupamento. Estas observações esparsas causaram algumas dificuldades computacionais na análise de regressão e algumas variáveis importantes não foram identificadas como preditores significativos neste estudo, apesar de estarem provavelmente associadas de forma significativa à mortalidade infantil.

CAPÍTULO 6

CONCLUSÃO E RECOMENDAÇÃO

6.1 Conclusão

Este estudo identificou e comparou factores comunitários, socioeconómicos e de nível próximo associados à mortalidade infantil no Nepal, utilizando dois dados de inquéritos representativos a nível nacional, nomeadamente os Inquéritos Demográficos e de Saúde do Nepal (NDHS) de 2006 e 2011. De um modo geral, em 2006, verificou-se que a zona ecológica, o intervalo entre partos, o tipo de assistência ao parto e a amamentação atual estavam significativamente associados à mortalidade infantil, ao passo que, em 2011, o intervalo entre partos, o intervalo entre partos e o tamanho do bebé à nascença foram identificados como os factores de previsão significativos da mortalidade infantil. O presente estudo concluiu que apenas o intervalo entre partos sucessivos estava significativamente associado à mortalidade infantil em ambos os inquéritos.

Este estudo também examinou separadamente os factores significativos associados à mortalidade infantil ao nível comunitário, socioeconómico e de proximidade. Estes factores a nível individual podem servir de base para fazer recomendações mais específicas, orientadas para cada nível, para o planeamento de futuras intervenções destinadas a reduzir a mortalidade infantil.

Na análise do NDHS 2006, este estudo identificou que os bebés nascidos na região montanhosa tinham menos probabilidades de morrer do que os nascidos nas regiões montanhosas. Além disso, as crianças nascidas com um intervalo entre partos inferior a dois anos e que não estavam a ser amamentadas (no momento da entrevista) tinham menos probabilidades de sobreviver após o primeiro ano de vida do que as crianças nascidas com um intervalo entre partos superior a dois anos e que estavam a ser amamentadas, respetivamente. Além disso, os bebés que tiveram um parto assistido por um profissional durante o parto tinham um risco menor de morrer em comparação com os que não receberam qualquer assistência.

Com base na análise de 2011, o tipo de parto assistido e a educação paterna foram significativamente associados à mortalidade infantil a partir de factores comunitários e socioeconómicos, ao passo que três factores infantis (intervalo entre partos precedente, intervalo entre partos sucessivo e tamanho do bebé à nascença) a nível proximal foram fortemente associados à mortalidade infantil. Os bebés nascidos de pais sem instrução tinham maior risco de morrer do que os seus homólogos. Por outro lado, os bebés que nasceram com um intervalo entre nascimentos (anterior e posterior) superior a dois anos; que nasceram com um tamanho médio ou superior à média; que tiveram um parto por cesariana e com assistência profissional; e que foram amamentados tiveram um risco significativamente menor de morrer. Assim, este estudo demonstra a existência de lacunas entre os diferentes níveis de fatores associados à mortalidade infantil, comparando os dois inquéritos.

6.2 Recomendações para reduzir a mortalidade infantil:

A mortalidade infantil continua a ser significativamente elevada no Nepal, com base nos dados de dois inquéritos representativos a nível nacional, o NDHS 2006 e o NDHS 2011, o que implica que o país tem ainda necessidade urgente de implementar intervenções de saúde pública mais direccionadas que possam acelerar a diminuição da mortalidade infantil com o objetivo de melhorar a taxa de sobrevivência infantil. Este estudo constatou que alguns factores ao nível da comunidade estavam fortemente associados à mortalidade infantil. Qualquer recomendação que vise reduzir a taxa de mortalidade infantil tem de abordar estes factores durante o planeamento do programa e a conceção das intervenções. O estudo revelou que as dificuldades geográficas e a cobertura dos serviços influenciaram a mortalidade infantil; por conseguinte, é essencial aumentar o acesso e a disponibilidade dos serviços de cuidados de saúde, como os serviços de cuidados pré-natais e as instalações de parto, em especial nas localizações geográficas extremamente difíceis. Além disso, os programas de prevenção e educação devem ser direccionados para as áreas mais fracas com maior mortalidade infantil (por exemplo: bebés nascidos na região montanhosa e na zona centro-oeste, bebés nascidos de mães que não utilizaram os serviços de cuidados pré-natais, etc.). Este estudo especifica de forma distinta a necessidade de promover a utilização e a qualidade das consultas de ANC, e destaca a necessidade de se concentrar no aumento da assistência ao parto para promover a sobrevivência infantil.

Vários factores socioeconómicos não foram significativamente associados à mortalidade infantil em ambos os inquéritos. No entanto, o estudo identificou alguns factores de previsão importantes, como a educação, a profissão e a utilização de biomassa, como factores de previsão significativos da sobrevivência infantil. Por conseguinte, os programas de saúde devem trabalhar em colaboração com departamentos não ligados à saúde (por exemplo: o departamento de educação para a educação parental e a literacia materna, o departamento do ambiente para a poluição do ar interior) para melhorar a sobrevivência infantil no Nepal. A educação sanitária deve ser reforçada para todas as mulheres, e a literacia sanitária e a divulgação de conhecimentos devem ser a principal preocupação das mães analfabetas. O Governo do Nepal tem prestado muitos serviços de saúde essenciais a título gratuito, mas a população analfabeta, que deles mais necessita, não está sensibilizada para esses serviços.

Por conseguinte, a sensibilização deve ser aumentada ao nível das bases através de muitos programas comunitários e de parcerias com os líderes e membros da comunidade local.

Este estudo também identificou vários factores próximos, mais especificamente, factores relacionados com os bebés, que tiveram uma influência significativa na mortalidade infantil. A prestação de serviços obstétricos abrangentes em zonas distantes do vale de Catmandu e das grandes cidades, em especial na região montanhosa, deve ser aumentada. Além disso, os profissionais de saúde devem dispor de recursos/competências adequados para poderem prestar com êxito uma série de serviços de cuidados de saúde materna, incluindo os serviços de cuidados pré-natais, de parto e de cuidados pré-natais. Por conseguinte, recomendamos que sejam incentivados os esforços no sentido de aumentar o número de estabelecimentos de saúde, juntamente com prestadores de cuidados de saúde qualificados, e de fornecer cuidados obstétricos de emergência básicos e abrangentes acessíveis. Além disso, este estudo concluiu que o intervalo entre partos foi o fator de previsão mais forte em ambos os inquéritos, pelo que os programas de intervenção devem centrar-se particularmente na abordagem do espaçamento entre partos, utilizando estratégias eficazes como o reforço dos programas de planeamento familiar na comunidade. O aleitamento materno também foi considerado um dos factores de proteção contra a mortalidade infantil. O nosso estudo descobriu que cerca de 31% e 34% dos bebés não foram amamentados em 2006 e 2011, respetivamente, abaixo da recomendação da OMS de mais de 90% (Khanal et al., 2013). As mães devem ser encorajadas a praticar o aleitamento materno exclusivo até aos seis meses pós-parto e a continuar a amamentação até aos dois anos (Khanal et al., 2013). A educação sobre o aleitamento materno e sua importância deve ser fornecida desde o início do período pré-natal para sua implementação efetiva. O nosso estudo indicou ainda que a cesariana teve um efeito protetor na mortalidade infantil. O baixo conhecimento dos sinais de perigo de complicações obstétricas e a preparação insuficiente para um parto seguro podem resultar em partos complicados e na necessidade de serviços obstétricos abrangentes. Por conseguinte, é urgente promover a educação comunitária sobre a preparação para o parto e as suas complicações. Além disso, apenas 6% e 9% do total de partos ocorreram em unidades de saúde na região montanhosa e no Extremo-Oeste, respetivamente (Baral et al., 2012). Foi referido que a cesariana é um modo de parto mais seguro quando o parto normal está em risco, com complicações para a mãe e o bebé (C R Titaley et al., 2012). No entanto, a prevalência do parto por cesariana no Nepal é muito baixa, com 5,4% em 2011, e significativamente mais baixa na zona montanhosa e nas regiões do Extremo-Oeste e do Centro-Oeste, devido ao acesso limitado aos serviços (Prakash & Neupane, 2014). A sensibilização das mulheres para a melhoria da preparação para um parto seguro deve ser promovida através de alguns programas de saúde integrados existentes, como as consultas pré-natais, a monitorização do crescimento dos bebés e a educação em clínicas pós-natais.

6.3 Estudo futuro

É necessária investigação adicional para compreender plenamente o papel independente destes factores na mortalidade infantil. Por conseguinte, os estudos e programas futuros devem centrar-se principalmente nos factores de nível próximo. Devido a limitações de tempo e à natureza do estudo, não foi possível incluir uma vasta gama de factores que poderiam ter sido associados à mortalidade infantil, como a cultura, o planeamento familiar, os cuidados e as práticas com os recém-nascidos, etc. Por conseguinte, é importante estudar a influência da cultura e das atitudes em relação à cobertura dos serviços de saúde no planeamento familiar e nas práticas de criação e cuidados dos bebés. Recomendamos aos futuros investigadores e à equipa do DHS que incorporem estes factores em futuros inquéritos. Embora tenhamos restringido o nosso estudo através da modelação e inclusão de variáveis significativas para identificar e comparar os factores significativos associados à mortalidade infantil, o nosso estudo não considerou possíveis interacções entre as variáveis. Assim, um estudo futuro poderia explorar melhor as possíveis interacções das variáveis para a mortalidade infantil. Além disso, para obter mais informações sobre os determinantes (factores de risco e de proteção) da mortalidade infantil no Nepal, recomenda-se que, em estudos futuros, se proceda a uma análise conjunta de dados individuais dos dois conjuntos de dados do NDHS para explorar os determinantes combinados (factores de risco e de proteção) da mortalidade infantil, controlando os factores de confusão reconhecidos.

Referência:

Acharya, D. R., Bell, J. S., Simkhada, P., van Teijlingen, E. R., & Regmi, P. R. (2010). Women's autonomy in household decision-making: a demographic study in Nepal (A autonomia das mulheres na tomada de decisões domésticas: um estudo demográfico no Nepal). Reproductive Health, 7(1), 15.

Acuin, C. S., Khor, G. L., Liabsuetrakul, T., Achadi, E. L., Htay, T. T., Firestone, R., & Bhutta, Z. A. (2011). Maternal, neonatal, and child health in southeast Asia: towards greater regional collaboration. The Lancet, 377(9764), 516-525.

Adhikari, R., & Podhisita, C. (2010). Household headship and child death: Evidence from Nepal. BMC International Health and Human Rights, 10(1), 13.

Adhikari, R., & Sawangdee, Y. (2011). Influence of women's autonomy on infant mortality in Nepal (Influência da autonomia das mulheres na mortalidade infantil no Nepal). Saúde Reprodutiva, 8(1), 7.

Anita Raj, L. M., Melanie Rusch, Anindita Dasgupta, Jay Silverman,. (2012). Gender & Social Inequalities as Predictors of Male & Female Infant Mortality in South Asia (Desigualdades sociais e de género como factores de previsão da mortalidade infantil masculina e feminina no Sul da Ásia). Consulta Temática Global, http://dx.doi.org/https://www.worldwewant2015.org/node/287121

Baral, Y., Lyones, K., Skinner, J., & van Teijlingen, E. (2012). Utilização dos serviços de saúde materna no Nepal: Progress in the new millennium. Health Science Journal, 6(4), 618-633.

Barry Mason. (2008). Relatório da UNICEF: As taxas de mortalidade infantil continuam elevadas. Comité Internacional da Quarta Internacional (CIQI), http://dx.doi.org/http://www.wsws.org/en/articles/ 2008/01/mort-j31.html

Bhadari, T., & Dangal, G. (2014). Maternal mortality: paradigm shift in Nepal (Mortalidade materna: mudança de paradigma no Nepal). Nepal Journal of Obstetrics and Gynaecology, 7(2), 3-8.

Biks, G. A., Berhane, Y., Worku, A., & Gete, Y. K. (2015). O aleitamento materno exclusivo é o preditor mais forte da sobrevivência infantil no noroeste da Etiópia: um estudo longitudinal. Jornal de Saúde, População e Nutrição, 34(1), 1-6.

Bruce, N., Perez-Padilla, R., & Albalak, R. (2000). Indoor air pollution in developing countries: a major environmental and public health challenge. Boletim da Organização Mundial de Saúde, 78(9), 1078-1092.

Gabinete Central de Estatística. (2014). Popualtion Monograph of Nepal (Monografia da população do Nepal). Kathmandu Nepal: doi:http://cbs.gov.np/?page_id=272

Chin, B., Montana, L., & Basagana, X. (2011). Spatial modeling of geographic inequalities in infant and child mortality across Nepal (Modelação espacial das desigualdades geográficas na mortalidade infantil no Nepal). Health & Place, 17(4), 929-936.

Christian, P. (2008). Infant mortality Nutrition and Health in Developing Countries (mortalidade infantil, nutrição e saúde nos países em desenvolvimento) (pp. 87-111): Springer.

Ciol, M. A., Hoffman, J. M., Dudgeon, B. J., Shumway-Cook, A., Yorkston, K. M., & Chan, L. (2006). Understanding the use of weights in the analysis of data from multistage surveys. Archives of Physical Medicine and Rehabilitation, 87(2), 299-303.

Corsi, D. J., Neuman, M., Finlay, J. E., & Subramanian, S. (2012). Inquéritos demográficos e de saúde: um perfil. International Journal of Epidemiology, 41(6), 16021613.

Currie, J., Neidell, M., & Schmieder, J. F. (2009). Air pollution and infant health: Lessons from New Jersey. Journal of Health Economics, 28(3), 688-703.

Deepak Paudel, A. T., Purusotam Raj Shedain, Bhuwan Paudel,. (2013). Tendências e determinantes da mortalidade neonatal no Nepal: Further Analysis of Demographic and Health Survey 2001-2011. The DHS Program http://dx.doi.org/http://www.dhsprogram.com/ publications/ publication-fa75- further-analysis.cfm

Departamento de Serviços de Saúde, N. (2011-2012). Relatório anual. Recuperado de https://docs.google.com/file/d/0B9_ePLqoRRtqQ3hJSW5hX1hVXzA/edit?pli =1

Dev, R. (2014). Diferenças topográficas da mortalidade infantil no Nepal: Inquérito Demográfico e de Saúde 2011. Universidade de Washington

Devakumar, D., Semple, S., Osrin, D., Yadav, S. K., Kurmi, O. P., Saville, N. M., . . . Ayres, J. G. (2014). Utilização de combustível de biomassa e exposição das crianças à poluição atmosférica particulada no sul do Nepal. Environment International, 66, 7987. http://dx.doi.org/http://dx.doi.org/ 10.1016/ j.envint.2014.01.011

Dhakal, S., Chapman, G. N., Simkhada, P. P., Van Teijlingen, E. R., Stephens, J., & Raja, A. E. (2007). Utilisation of postnatal care among rural women in Nepal (Utilização de cuidados pós-natais entre mulheres rurais no Nepal). BMC pregnancy and childbirth, 7(1), 19.

Epstein, M., Bates, M., Arora, N., Balakrishnan, K., Jack, D., & Smith, K. (2013). Combustíveis domésticos, baixo peso ao nascer e morte neonatal na Índia: The separate impacts of biomass, kerosene, and coal. Revista Internacional de Higiene e Saúde Ambiental, 216(5), 523-532.

Fabic, M. S., Choi, Y., & Bird, S. (2012). Uma revisão sistemática dos Inquéritos Demográficos e de Saúde: disponibilidade e utilização de dados para investigação. Boletim da Organização

Mundial de Saúde, 90(8), 604-612.

Fantahun, M., Berhane, Y., Wall, S., Byass, P., & Hogberg, U. (2007). O envolvimento das mulheres na tomada de decisões domésticas e o reforço do capital social - factores cruciais para a sobrevivência infantil na Etiópia. Ata paediatrica, 96(4), 582-589.

Ghosh, R., & Bharati, P. (2010). Determinants of infant and child mortality in periurban areas of Kolkata city, India (Determinantes da mortalidade infantil em áreas periurbanas da cidade de Calcutá, Índia). Jornal de Saúde Pública da Ásia-Pacífico, 22(1), 63-75.

Governo do Nepal. (2014). Relatório do Índice de Desenvolvimento Humano do Nepal 2014. Kathmandu, Nepal: Recuperado de http://www.npc.gov.np/images/ download/NHDR Report_2014.pdf

Gubhaju, B. (2011). Demographic and social correlates of child mortality in Nepal (Correlatos demográficos e sociais da mortalidade infantil no Nepal).

Hajizadeh, M., Nandi, A., & Heymann, J. (2014). Desigualdade social na mortalidade infantil: What explains variation across low and middle income countries? Social Science & Medicine, 101(0), 36-46. http://dx.doi.org/http://dx.doi.org/10.1016/j.socscimed.2013.11.019

Hauck, F. R., Thompson, J. M., Tanabe, K. O., Moon, R. Y., & Vennemann, M. M. (2011). Breastfeeding and reduced risk of sudden infant death syndrome: a meta-analysis. Pediatrics, 128(1), 103-110.

Hossain, B. (2015). Empoderamento das mulheres e mortalidade infantil no Bangladesh. Applied Economics, 47(51), 5534-5547.

Islam, R., Hossain, M., Rahman, M., & Hossain, M. (2013). Impacto dos fatores sociodemográficos na mortalidade infantil em Bangladesh: An Multivariate Approach. Revista Internacional de Psicologia e Ciências do Comportamento, 3(1), 34-39.

Jahan, S. (2008). Poverty and infant mortality in the Eastern Mediterranean region (Pobreza e mortalidade infantil na região do Mediterrâneo Oriental): A meta-analysis. Journal of Epidemiology and Community Health, 62(8), 745751. http://dx.doi. org/10.1136/ jech.2007.068031

Jhabindra Prasad Pandey, M. R. D., Sujan Karki, Pradeep Poudel, Meeta Sainju Pradhan,. (2013). Saúde materna e infantil no Nepal: The Effects of Caste, Ethnicity, and Regional Identity [Os efeitos da casta, da etnia e da identidade regional]. Programa DHS, http://dx.doi.org/http://dhsprogram.com/pubs/pdf/FA73/FA73.pdf

Karkee, R., & Khanal, V. (2015). Cuidados pós-natais e neonatais após o parto em casa: A community-based study in Nepal. Mulheres e Nascimento, http://dx.doi.org/http:// dx.doi.org/10.1016/j. wombi. 2015.10.003

Karkee, R., Lee, A. H., Khanal, V., Pokharel, P. K., & Binns, C. W. (2014). Complicações obstétricas e parto por cesariana no Nepal. International Journal of Gynecology & Obstetrics, 125(1), 33-36. http://dx.doi.org/http://dx.doi.org/10.1016/j.ijgo.2013.09.033

Karki, R., & Gurung, A. (2012). An overview of climate change and its impact on agriculture: a review from least developing country, Nepal. Int J Ecosyst, 2(2), 19-24.

Katz, J., West Jr, K. P., Khatry, S. K., Christian, P., LeClerq, S. C., Pradhan, E. K., & Shrestha, S. R. (2003). Risk factors for early infant mortality in Sarlahi district, Nepal. Bulletin of the World Health Organization, 81(10), 717-725.

Kerr, N. L., Hauswald, M., Tamrakar, S. R., Wachter, D. A., & Baty, G. M. (2014). Um dispositivo económico para tratar a hemorragia pós-parto: um estudo preliminar de prova de conceito sobre a opinião e a formação dos profissionais de saúde no Nepal. Bmc Pregnancy and

Childbirth, 14, 7. http://dx.doi.org/10.1186/1471-2393-14-81

Khadka, K. B., Lieberman, L. S., Giedraitis, V., Bhatta, L., & Pandey, G. (2015). Os determinantes socioeconômicos da mortalidade infantil no Nepal: análise da Pesquisa Demográfica de Saúde do Nepal, 2011. BMC Pediatrics, 15(1), 152.

Khanal, V., Sauer, K., Karkee, R., & Zhao, Y. (2014). Fatores associados ao tamanho pequeno ao nascer no Nepal: análise adicional da Pesquisa Demográfica e de Saúde do Nepal 2011. BMC pregnancy and childbirth, 14(1), 32.

Khanal, V., Sauer, K., & Zhao, Y. (2013). Práticas de aleitamento materno exclusivo em relação aos determinantes sociais e de saúde: uma comparação dos Inquéritos Demográficos e de Saúde do Nepal de 2006 e 2011. BMC public health, 13(1), 958.

Kishor, S., & Parasuraman, S. (1998). Mother's employment and infant and child mortality in India (Emprego da mãe e mortalidade infantil na Índia).

Kozuki, N., Katz, J., LeClerq, S. C., Khatry, S. K., West Jr, K. P., & Christian, P. (2014). Fatores de risco e risco de mortalidade neonatal / infantil de pequeno para a idade gestacional e nascimento prematuro na zona rural do Nepal. The Journal of Maternal-Fetal & Neonatal Medicine,(0), 1-7.

Kumar, C., Singh, P. K., Rai, R. K., & Singh, L. (2013). Mortalidade neonatal precoce na Índia, 1990-2006. *Jornal de Saúde Comunitária,* 38(1), 120-130.

Li, Z., Zhang, L., Ye, R., Pei, L., Liu, J., Zheng, X., & Ren, A. (2011). Poluição do ar interior causada pela combustão de carvão e o risco de defeitos do tubo neural numa população rural da província de Shanxi, China. *American Journal of Epidemiology, 174*(4), 451-458.

Lindeboom, M., Llena-Nozal, A., & van der Klaauw, B. (2009). Parental education and child health: Evidence from a schooling reform. *Journal ofHealth Economics, 28*(1), 109-131. http://dx.doi.org/http://dx.doi.org/10.1016/j.jhealeco.2008.08.003

Liu, L., Johnson, H. L., Cousens, S., Perin, J., Scott, S., Lawn, J. E., . . . Black, R. E. (2012). Causas globais, regionais e nacionais da mortalidade infantil: uma análise sistemática actualizada para 2010 com tendências temporais desde 2000. *The Lancet, 379*(9832), 2151-2161. http://dx.doi.org/http://dx.doi.org/ 10.1016/S0140- 6736(12)60560-1

Lozano, R., Wang, H., Foreman, K. J., Rajaratnam, J. K., Naghavi, M., Marcus, J. R., . . . Murray, C. J. L. (2011). Progressos no sentido dos Objectivos de Desenvolvimento do Milénio 4 e 5 sobre a mortalidade materna e infantil: uma análise sistemática actualizada. *The Lancet, 378*(9797), 1139-1165. http://dx.doi.org/http://dx.doi.org/10.1016/S0140-6736(11)61337-8

Maitra, P. (2004). Parental bargaining, health inputs and child mortality in India. *Journal ofHealth Economics, 23*(2), 259-291.

Malla, D., Giri, K., Karki, C., & Chaudhary, P. (2011). Atingir os objectivos de desenvolvimento do milénio 4 e 5 no Nepal. BJOG: An International Journal of Obstetrics & Gynaecology, 118(s2), 60-68.

Malloy, M. H. (2008). Impact of cesarean section on neonatal mortality rates among very preterm infants in the United States, 2000-2003. *Pediatrics,* 122(2), 285292.

Relatório MENA. (2013). Índia : Taxa de mortalidade infantil na Índia. Londres: (Albawaba (Londres) Ltd.).

Ministério da Saúde e da População (MOHP) [Nepal]. (2007). *Inquérito Demográfico e de Saúde do Nepal, 2006.* Kathmandu, Nepal: Ministério da Saúde e da População, New ERA, e Macro International Inc. doi:http://dhsprogram.com/pubs/pdf/fr191/fr191.pdf

Ministério da Saúde e da População (MOHP) [Nepal]. (2012). *Inquérito Demográfico e de Saúde do Nepal, 2011.* kathmandu, Nepal: Comissão Nacional de Planeamento. Obtido em http://cbs.gov.np/ wp- content/uploads/2012/11/National%20Report.pdf

Ministério da Saúde e da População (MOHP) [Nepal]. (2013). *Relatório anual*. Kathmandu, Nepal:

Mishra, V., Dai, X., Smith, K. R., & Mika, L. (2004). Exposição materna ao fumo de biomassa e redução do peso à nascença no Zimbabué. *Annals of Epidemiology, 14*(10), 740-747.

MoHP Nepal, W., Banco Mundial, AHPSR e participantes na revisão da política multissectorial do Nepal. (2014). *Factores de sucesso para a saúde das mulheres e das crianças: Nepal.* Recuperado de http://www.who.int/pmnch/knowledge/publications/nepal_ country_ report.pdf

Mondal, N., Hossain, K., & Ali, K. (2009). Factores que influenciam a mortalidade infantil: A case study of Rajshahi District, Bangladesh. *Jornal de Ecologia Humana, 26*(1), 31-39.

Moniruzzaman Uzzal. (2014). O Bangladesh ultrapassa a meta dos ODM para a redução da mortalidade infantil. Obtido em http://www.dhakatribune.com/development/2014/mar/ 23/bangladesh-exceeds- mdg-target-reducing-child-mortality

Morrison, J., Thapa, R., Basnet, M., Budhathoki, B., Tumbahangphe, K., Manandhar, D., . . . Osrin, D. (2014). Explorando o primeiro atraso: um estudo qualitativo de partos domiciliares no distrito de Makwanpur, Nepal. *BMC Pregnancy and Childbirth, 14*, 7. http://dx.doi.org/10.1186/1471-2393-14-89

Mosley, W. H., & Chen, L. C. (2003). An analythical framework for the study of child survival in developing countries (Um quadro analítico para o estudo da sobrevivência infantil nos países em desenvolvimento). *Boletim da Organização Mundial de Saúde, 81*(2), 140-145.

Mrisho, M., Obrist, B., Schellenberg, J. A., Haws, R. A., Mushi, A. K., Mshinda, H., . . . Schellenberg, D. (2009). The use of antenatal and postnatal care: perspectives and experiences of women and health care providers in rural southern Tanzania. BMC pregnancy and childbirth, 9(1), 10.

Mullany, L. C., Katz, J., Li, Y. M., Khatry, S. K., LeClerq, S. C., Darmstadt, G. L., & Tielsch, J. M. (2008). Breast-feeding patterns, time to initiation, and mortality risk among newborns in southern Nepal (Padrões de aleitamento materno, tempo de início e risco de mortalidade entre recém-nascidos no sul do Nepal). The Journal of Nutrition, 138(3), 599-603.

Murray, C. J. L., Laakso, T., Shibuya, K., Hill, K., & Lopez, A. D. (2007). Podemos alcançar o Objetivo de Desenvolvimento do Milénio 4? New analysis of country trends and forecasts of under-5 mortality to 2015 (Nova análise das tendências e previsões nacionais da mortalidade de menores de 5 anos até 2015). The Lancet, 370(9592), 1040-1054. http://dx.doi.org/http://dx.doi. org/10.1016/S0140-6736(07)61478-0

Comissão Nacional de Planeamento. (2010). Documento de abordagem do plano trienal 2010/112012/13. Kathamandu, Nepal: NPC.Retrieved from https://www.google. com.au/#q=Three+ Year+ Plan+ Approach+ Paper+2010%2 F11-2012%2F13

Negi, K. S., Kandpal, S. D., & Kukreti, M. (2006). Epidemiological factors affecting low birth weight. JK Science, 8(1), 31-34.

Neupane, S., & Doku, D. T. (2014). Mortalidade neonatal no Nepal: A multilevel analysis of a nationally representative. Jornal de Epidemiologia e Saúde Global, 4(3), 213-222. http://dx.doi.org/http://dx.doi.org/10.1016/j.jegh.2014.02.001

Nishiyama, A. (2011). Economic Growth and Infant Mortality in Developing Countries [Crescimento económico e mortalidade infantil nos países em desenvolvimento]. Eur. J. Dev. Res., 23(4), 630-647. http://dx.doi.org/10.1057/ejdr.2011.17

Paalman, M. (2004). Macroeconomics and health Nepal situational analysis. Genebra, Organização Mundial de Saúde,

Paudel Deepak, Thapa Anil, Shedain Purusotam Raj, & Paudel Bhuwan (2013). Trends and Determinants of Neonatal Mortaltiy in Nepal (Tendências e determinantes da mortalidade neonatal no Nepal): Further Analysis of Demographic and Health Survey 2001-2011. Programa DHS http://dx.doi.org/http://www.dhsprogram.com/ publications/ publication-fa75- further-analysis.cfm

Pope, D. P., Mishra, V., Thompson, L., Siddiqui, A. R., Rehfuess, E. A., Weber, M., & Bruce, N. G. (2010). Risk of low birth weight and stillbirth associated with indoor air pollution from solid fuel use in developing countries. Epidemiologic Reviews, mxq005.

Pradhan, R. (2011). Ethnicity, caste and a pluralist society (Etnia, casta e uma sociedade pluralista). Perspectives on Modern South Asia: A Reader in Culture, History, and Representation, 100

Prakash, K., & Neupane, S. (2014). Cesarean deliveries among Nepalese mothers: changes over time 2001-2011 and determinants. *Archives of Gynecology and Obstetrics, 289*(2), 421-427.

Raj, A., McDougal, L., & Rusch, M. L. (2014). Effects of young maternal age and short interpregnancy interval on infant mortality in South Asia [Efeitos da idade materna jovem e do intervalo curto de interpretação da gravidez na mortalidade infantil no Sul da Ásia]. International journal of gynaecology and obstetrics: the official organ of the International Federation of Gynaecology and Obstetrics, 124(1), 86.

Rajaratnam, J. K., Marcus, J. R., Flaxman, A. D., Wang, H., Levin-Retor, A., Dwyer, L., . . . Murray, C. J. (2010). Mortalidade neonatal, pós-neonatal, na infância e em menores de 5 anos em 187 países, 1970-2010: uma análise sistemática dos progressos no sentido do Objetivo de Desenvolvimento do Milénio 4. The Lancet, 375(9730), 1988-2008.

Reidpath, D. D., & Allotey, P. (2003). Infant mortality rate as an indicator of population health (A taxa de mortalidade infantil como indicador da saúde da população). Journal of Epidemiology and Community Health, 57(5), 344-346. http://dx.doi.org/ 10.1136/jech.57.5.344

Roy, S. N. M. A. M. (2013). Determinantes multinível das variações regionais na mortalidade infantil na Índia: A state level analysis. Revista Internacional de Saúde Infantil e Desenvolvimento Humano, 6(2), 173-191. Obtido em http://search.proquest.com/docview/ 1626548212? accounttid= 10382

Rutstein, S. O. (2005). Effects of preceding birth intervals on neonatal, infant and under-five years mortality and nutritional status in developing countries: evidence from the demographic and health surveys. International Journal of Gynecology & Obstetrics, 89, S7-S24.

Sartorius, B. K., & Sartorius, K. (2014). Global infant mortality trends and attributable determinants-an ecological study using data from 192 countries for the period 1990-2011. Population Health Metrics, 12(1), 29.

Saylor, J., Friedmann, E., & Lee, H. J. (2012). Navegando na análise de amostras complexas usando dados de pesquisas nacionais. Nursing Research, 61(3), 231-237.

Shiferaw, Y., Zinabu, M., & Abera, T. (2012). Determinant of Infant and Child Mortality in Ethiopia (Determinantes da mortalidade infantil na Etiópia). SSRN Working Paper Series, http://dx.doi.org/10.2139/ssrn.2188355

Shrestha, S., Bell, J. S., Marais, D., & Bhutta, Z. A. (2014). An Analysis of Factors Linked to the Decline in Maternal Mortality in Nepal [Uma análise dos factores associados ao declínio da mortalidade materna no Nepal]. PLoS ONE, 9(4) http://dx.doi.org/10.1371/ journal.pone.0093029

Simkhada B, v. T. E., Porter M, Simkhada P,. (2006). Major problems and key issues in Maternal Health in Nepal (Principais problemas e questões-chave na saúde materna no Nepal). KUMJ, 4(14)Retrieved from http://www.academia.edu/3030548/ Major_ problems_and_key_

issues_in_Maternal_Health_in_Nepal
Singh, A., Pathak, P. K., Chauhan, R. K., & Pan, W. (2011). Infant and child mortality in India in the last two decades: a geospatial analysis (Mortalidade infantil na Índia nas últimas duas décadas: uma análise geoespacial). PLoS One, 6(11), e26856.
Sovio, U., Dibden, A., & Koupil, I. (2012). Social Determinants of Infant Mortality in a Historical Swedish Cohort (Determinantes sociais da mortalidade infantil numa coorte histórica sueca). Paediatric & Perinatal Epidemiology, 26(5), 408-420. http://dx.doi. org/ http://dx.doi.org/10.1111/j.1365- 3016.2012.01302.x
Sreeramareddy, C., Kumar, H., & Sathian, B. (2013). Tendências temporais e desigualdades da mortalidade de menores de cinco anos no Nepal: A Secondary Data Analysis of Four Demographic and Health Surveys between 1996 and 2011 [Uma análise de dados secundários de quatro inquéritos demográficos e de saúde entre 1996 e 2011]. PLoS One, 8(11) http://dx.doi.org/10.1371/journal.pone.0079818
Storeygard, A., Balk, D., Levy, M., & Deane, G. (2008). The global distribution of infant mortality: a subnational spatial view (A distribuição global da mortalidade infantil: uma visão espacial subnacional). Population, Space and Place, 14(3), 209-229.
Streatfield, P., Khan, W., Bhuiya, A., Hanifi, S., Alam, N., Ouattara, M., . . . Byass, P. (2014). Mortalidade infantil por causas específicas em África e na Ásia: dados dos sítios do sistema de vigilância demográfica e de saúde INDEPTH. Ação Mundial para a Saúde, 7 http://dx.doi.org/ 10.3402/gha.v7.25363
Suwal, J. V. (2001). The main determinants of infant mortality in Nepal (Os principais factores determinantes da mortalidade infantil no Nepal). Social Science & Medicine, 53(12), 1667-1681. http://dx.doi.org/http://dx.doi.org/10.1016/S0277-9536(00)00447-0
Suwal, J. V. (2008). Maternal mortality in Nepal: Unraveling the complexity. Canadian Studies in Population, 35(1), 1-26.
Thapa, S. (2008). Declining trends of infant, child and under-five mortality in Nepal (Tendências decrescentes da mortalidade infantil e de menores de cinco anos no Nepal). Jornal de Pediatria Tropical, 54(4), 265-268.
Titaley, C. R., Dibley, M., Agho, K., Roberts, C., & Hall, J. (2008). Determinantes da mortalidade neonatal na Indonésia. BMC Public Health, 8 http://dx.doi.org/10.1186/1471-2458-8-232
Titaley, C. R., Dibley, M. J., & Roberts, C. L. (2012). Type of delivery attendant, place of delivery and risk of early neonatal mortality: analyses of the 19942007 Indonesia Demographic and Health Surveys. Política e Planeamento da Saúde, 27(5), 405-416.
Wang, H., Liddell, C. A., Coates, M. M., Mooney, M. D., Levitz, C. E., Schumacher, A. E., . . . Murray, C. J. L. (2013). Níveis globais, regionais e nacionais de mortalidade neonatal, infantil e de menores de 5 anos durante 1990-2013: uma análise sistemática para o Global Burden of Disease Study 2013. The Lancet, 384(9947), 957-979. http://dx.doi.org/http:// dx.doi.org/10.1016/S0140-6736(14)60497-9
Banco Mundial. (2014). The World Factbook. Recuperado de https://www.cia.gov/library/ publications/ the-world-factbook/geos/np.html
Organização Mundial da Saúde. (2014a). Nepal: Perfil estatístico da OMS. Obtido em http://www. who.int/gho/countries/npl.pdf?ua=1
Organização Mundial da Saúde. (2014b). Sistema de Informação Estatística da OMS (WHOSIS) doi http://www.who.int/whosis/indicatordefinitions/en/
Zhang, Z., & Cai, N. (2014). Indicador de saúde: Índice de Expectativa de Vida Ajustado à Desigualdade Relatório de Desenvolvimento Verde Humano 2014 (pp. 59-67): Springer.

Apêndices

Appendix A: Carta de autorização de acesso ao conjunto de dados da ICF International

DHS Download Account Application

archive@measuredhs.com <archive@measuredhs.com> Tue, Mar 17, 2015 at 1:01 AM
To: rcsindhu@gmail.com

See Attached.

You have been authorized to download data from the Demographic and Health Surveys (DHS) Program. This authorization is for unrestricted countries requested on your application.

The data should only be used for the purpose of the registered research or study. To use the same or different data for another purpose, a new research project request should be submitted. This can be done from the "Create A New Project" link in your user account.

All DHS data should be treated as confidential, and no effort should be made to identify any household or individual respondent interviewed in the survey.

The data sets must not be passed on to other researchers without the written consent of DHS. Users are requested to submit a copy of any reports/publications resulting from using the DHS data files. These reports should be sent to: archive@dhsprogram.com.

To begin downloading datasets, please login at:
http://www.dhsprogram.com/data/dataset_admin/login_main.cfm

Once you are logged in, you may also edit your contact information, change your email/password, request additional countries or Edit/Modify an existing Description of Project.

If you are a first time user of DHS Data, please view the following videos on downloading and opening DHS data:
http://www.dhsprogram.com/data/Using-DataSets-for-Analysis.cfm#CP_JUMP_14039

Additional resources to help you analyze DHS data efficiently include:
http://dhsprogram.com/data/Using-Datasets-for-Analysis.cfm, a video on Introduction to DHS Sampling Procedures - found at: http://youtu.be/DD5npelwh80 and a video on Introduction to Principles of DHS Sampling Weights - found at: http://youtu.be/SJRVxvdlc8s

The files you will download are in zipped format and must be unzipped before analysis. Following are some guidelines:

After unzipping, print the file with the .DOC extension (found in the Individual/Male Recode Zips). This file contains useful information on country specific variables and differences in the Standard Recode definition.

Please download the DHS Recode Manual: http://dhsprogram.com/publications/publication-dhsg4-dhs-questionnaires-and-manuals.cfm

The DHS Recode Manual contains the documentation and map for use with the data. The Documentation file contains a general description of the recode file, including the rationale for recoding; coding standards; description of variables etc. The Map file contains a listing of the standard dictionary with basic information relating to each variable.

It is essential that you consult the questionnaire for a country, when using the data files. Questionnaires are in the appendices of each survey's final report:
http://dhsprogram.com/publications/publications-by-type.cfm

We also recommend that you make use of the Data Tools and Manuals:
http://www.dhsprogram.com/accesssurveys/technical_assistance.cfm

DHS statistics can also be obtained using the STATcompiler tool:
http://www.statcompiler.com

This tool allows users to select countries and indicators to create customized tables. It accesses nearly all of the indicators that are published in the final reports. Authorization is not needed to use the STATcompiler.

For problems with your user account, please email archive@dhsprogram.com.

For data questions, we recommend that users register to participate in the DHS Program User Forum at: http://userforum.dhsprogram.com

The User Forum is an online community of DHS data users and contains discussions about many DHS analysis and dataset topics. Please search the contents of the forum, and if you do not see your question addressed, consider posting a new question for users to discuss.

The Demographic and Health Surveys (DHS) Program
ICF INTERNATIONAL
530 Gaither Road
Suite 500
Rockville, MD 20850
USA

LOGIN INFORMATION:
Login Email: rcsindhu@gmail.com
Password: (use the password you entered when you registered)

DataNotes.doc
180K

Appendix B: Carta de aprovação ética da Universidade de Curtin

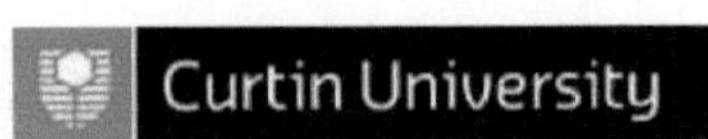

Faculty of Health Sciences

School of Public Health

GPO Box U1987

Perth Western Australia 6845

Telephone +61 8 9266 4346

Facsimile + 61 8 9266 2958

Email c.igglesden@curtin.edu.au

Student ID: 17495923
154 Manning rd
Wilson WA
6107

12 March 2015

Dear Ms Reeta Lamichhane

The School of Public Health Graduate Studies Committee has reviewed your Dissertation Proposal for the Master of Public Health and I am pleased to advise your proposal has been approved, subject to ethics approval if required.

The official title of your dissertation is:

Factors Associated with Infant Mortality in Nepal: A Comparative Analysis of Nepal Demographic and Health Surveys (NDHS) 2006 and 2011

Supervisor: Yun Zhao

Any changes to the above must be approved by the School of Public Health Graduate Studies Committee.

Please note, approximately 2 weeks prior to the time you will be ready to submit your dissertation for examination your supervisor should submit a 'Nomination of Examiner' form, providing details for one examiner to be approved by the Committee. You are required to submit an electronic copy of your dissertation, with your Supervisor's approval, which will be forwarded to the nominated examiner.

Upon final completion, please organise with your supervisor to email your dissertation to myself (c.igglesden@curtin.edu.au) for permanent binding.

Yours sincerely

Carol Igglesden
Administrative Officer
School of Public Health

Appendix C: Carta de aprovação ética do Gabinete de Ética em Investigação Humana (RDHS-34-15), Universidade de Curtin

MEMORANDUM

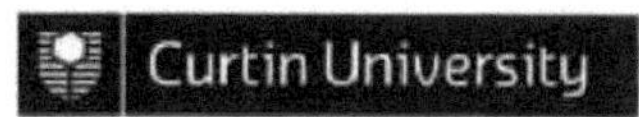

To:	Dr Yun Zhao School of Public Health
CC:	Reeta Lamichhane
From:	Dr Catherine Gangell, Manager Research Integrity
Subject	Ethics approval Approval number: RDHS-34-15
Date:	24-Mar-15

Office of Research and Development
Human Research Ethics Office

TELEPHONE 9266 2784
FACSIMILE 9266 3793
EMAIL hrec@curtin.edu.au

Thank you for your application submitted to the Human Research Ethics Office for the project: 5909

Factors associated with Infant Mortality in Nepal: A comparative analysis of Nepal Demographic and Health Surveys (NDHS) 2006 and 2011

Your application has been approved through the low risk ethics approvals process at Curtin University.

Please note the following conditions of approval:

1. Approval is granted for a period of four years from **18-Mar-15** to **18-Mar-19**
2. Research must be conducted as stated in the approved protocol.
3. Any amendments to the approved protocol must be approved by the Ethics Office.
4. An annual progress report must be submitted to the Ethics Office annually, on the anniversary of approval.
5. All adverse events must be reported to the Ethics Office.
6. A completion report must be submitted to the Ethics Office on completion of the project.
7. Data must be stored in accordance with WAUSDA and Curtin University policy.
8. The Ethics Office may conduct a randomly identified audit of a proportion of research projects approved by the HREC.

Should you have any queries about the consideration of your project please contact the Ethics Support Officer for your faculty, or the Ethics Office at hrec@curtin.edu.au or on 9266 2784. All human research ethics forms and guidelines are available on the ethics website.

Yours sincerely,

Dr Catherine Gangell
Manager, Research Integrity

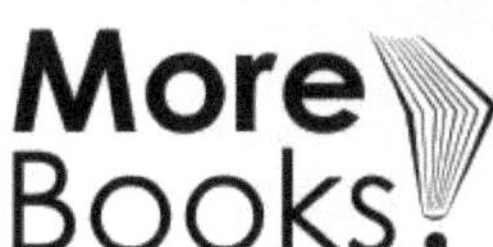

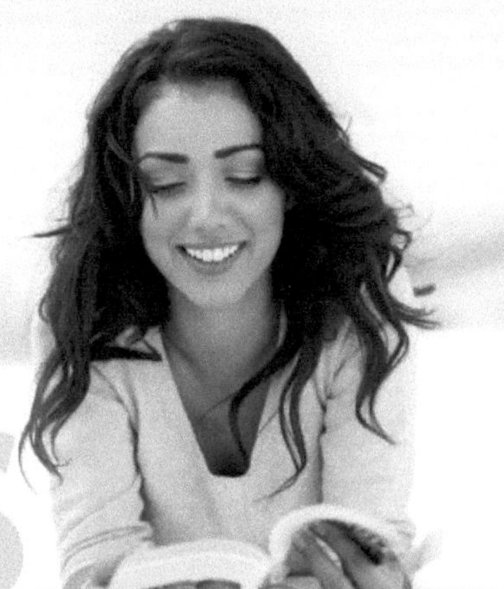

yes

I want morebooks!

Buy your books fast and straightforward online - at one of world's fastest growing online book stores! Environmentally sound due to Print-on-Demand technologies.

Buy your books online at
www.morebooks.shop

Compre os seus livros mais rápido e diretamente na internet, em uma das livrarias on-line com o maior crescimento no mundo! Produção que protege o meio ambiente através das tecnologias de impressão sob demanda.

Compre os seus livros on-line em
www.morebooks.shop

info@omniscriptum.com
www.omniscriptum.com

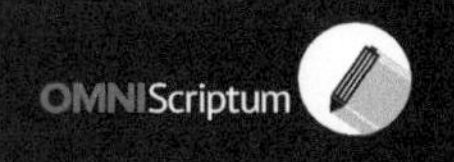

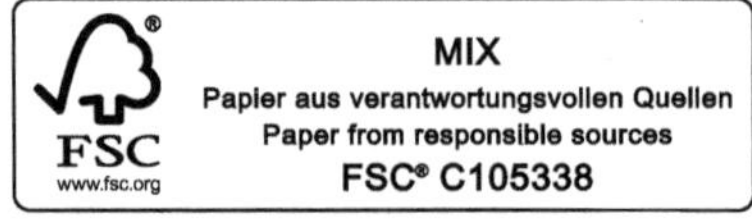

Printed by Books on Demand GmbH, Norderstedt / Germany